孕产期
保健护理全书

YUNCHANQI
BAOJIAN HULI QUANSHU

 主编

U0264844

 化学工业出版社

·北京·

本书共分三章，第一章为孕前准备，从孕前健康检查、饮食调理、居家健康、孕前体质调养、慢性病调理等方面教准妈妈怎样调养身体为受孕作准备；第二章为孕期保健，介绍了孕期准妈妈的身体变化及宝宝发育状况，就孕期的营养摄入、着衣常识、居家保健、缓解不适反应、孕期养颜、分娩过程、生产时可能出现的异常及处理方法等方面进行详细讲解，让准妈妈可以安全度过孕期；第三章为产后保养，对产后的妈妈如何调理身体、选择营养食品、产后身体保健、产后塑形等进行了指导。本书内容丰富，通俗易懂，科学实用，是准妈妈们的必读书！

图书在版编目（CIP）数据

孕产期保健护理全书 / 郭金珍主编 . —北京：化学工业出版社，2012.1
ISBN 978-7-122-16208-3

Ⅰ . ①孕… Ⅱ . ①郭… Ⅲ . ①妊娠期 – 妇幼保健 – 基本知识②产褥期 – 妇幼保健 – 基本知识 Ⅳ . ① R715.3

中国版本图书馆 CIP 数据核字（2012）第 311964 号

责任编辑：邱飞婵　　　　　　　　　　　　　　文字编辑：赵爱萍
责任校对：王素芹　　　　　　　　　　　　　　装帧设计：史利平

出版发行：化学工业出版社（北京市东城区青年湖南街13号　邮政编码100011）
印　　装：化学工业出版社印刷厂
710mm×1000mm　1/16　印张18　字数256千字　　2013年4月北京第1版第1次印刷

购书咨询：010-64518888（传真：010-64519686）　售后服务：010-64518899
网　　址：http://www.cip.com.cn
凡购买本书，如有缺损质量问题，本社销售中心负责调换。

定　　价：29.80元　　　　　　　　　　　　　　　　版权所有　违者必究

　　孕育一个小生命，并将他顺利带到人世间不是一件容易的事。为什么这样说呢？因为要完成这一任务，妈妈们必须经历最重要的三个阶段——孕前、孕期和产后，每一个阶段对能否顺利备孕、养胎、分娩来说都是非常重要的。

　　在这三个阶段中，女性的任务或要达成的目标不同，再加上生理功能发生变化，因此在护理、保健方面也应针对具体情况具体对待。然而，我接触到的一些人，无不是将精力与时间几乎都投入到某一阶段中。比如说，只注重孕后调理，却忽视了孕前调养的决定性作用；或者对孕期保健非常重视，但对孕前、产后调养不是特别关注。

　　正如前面所说的那样，孕前、孕期和产后是一个不可分割的过程，各阶段都不是独立存在的，忽视任何一个，都将意味着健康可能会被撼动。例如，孕前不注意调养身体，在孕期及产后就可能出现各种不适，宝宝的健康指数也相对较低；孕期营养补给不到位，可能会直接影响到分娩进程，并且会延缓产后身体恢复速度；产后过于劳累，不但影响体力恢复，还可能添加各种"月子病"。这些都是每一位育龄女性及家人需要注意的问题。

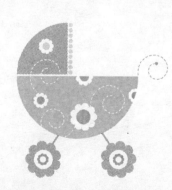

　　当然，并不是所有的人都是如此，很多女性还是十分注重孕前、孕期及产后调养的，在饮食、日常生活、运动、用药、就医等方面无不倾注全部心血。不过由于经验不足等原因，保健效果上并不能达到预期的目标。

　　为了能够让女性顺利、快乐、健康地度过孕产期，也为了让宝宝健康发育、顺利出世、健康成长，我们编写了《孕产期保健护理全书》。本书通过通俗易懂的语言，详细讲述了女性在孕前、孕期及产后的保健知识，并向读者传达了这样一个理念——收获健康，不能仅靠单一方式，而是要适当、多样、灵活，只要能遵循这一理念，健康就不会因为怀孕、生产受到任何影响，甚至会更加健康！

本书内容全面，科学实用，涵盖孕前、孕期、产后三大部分。在孕前准备部分，讲解了受孕知识、孕前检查及服药、孕前饮食调理及家居健康、孕前慢性病调理等。在孕期保健部分，分别从孕期饮食、医院检查、自我监护、孕期生理反应、孕期危险信号、孕期常见病、胎儿与母体变化、孕期个人保健、孕期着装、孕期居家、孕期养颜、顺利分娩等方面，为准妈妈提供体贴入微的指导。在产后保养部分，破除传统坐月子的陋习，介绍了新妈妈在产褥期科学护理方法，如疾病护理及用药、居家健康、饮食调养、运动健身等，同时辅助新妈妈掌握正确的哺乳及退奶等方法。

在阅读此书后，大家不再感到茫然且无从下手，而是通过科学、合理的方法，顺利度过备孕期、孕期和产后恢复期。

编　者
2013年1月

目录

第二章 孕期保健 —————— 065

164/ 孕期着装常识

第三章 产后保养 —————199

第一章

孕前准备

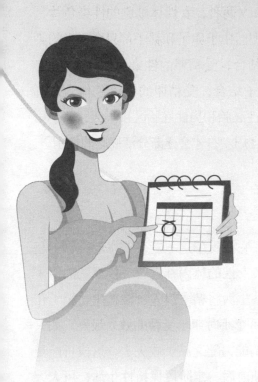

- 孕前必须了解的受孕知识
- 孕前健康检查及服药宜忌
- 孕前饮食调理
- 孕前食谱推荐
- 孕前居家健康
- 慢性病女性的孕前调理

孕前必须了解的受孕知识

是什么决定了宝宝的性别

正像我们了解的那样，宝宝性别的决定权并不掌握在妈妈手里，而是由爸爸决定的。那么，爸爸究竟施了什么样的"魔法"，让原本一样的卵子培育出不同性别的宝宝呢？

正常人体体细胞的细胞核中有22对常染色体和1对性染色体，而性别是由性染色体决定的，性染色体分为X和Y两种，女性体细胞的性染色体是XX型，而男性体细胞的性染色体是XY型。由于卵子和精子都只含一半的染色体，如果卵子同含有X染色体的精子结合，受精卵的性染色体为XX，宝宝就是女孩，如果同含有Y染色体的精子结合，受精卵的性染色体为XY，宝宝就是男孩。在怀孕的前6周左右，女性胚胎和男性胚胎区别不大，从孕第7周时胚胎的性器官开始发育，到了孕第11周左右才会逐渐分清胚胎的性别。

自我掌握排卵期

排卵期是育龄女性特有的生理周期，它在受孕这一复杂的生理过程中起到了极为重要的作用。每个月，正常育龄女性的体内都会有一枚成熟的卵子从卵巢排到输卵管中，而男性则会通过性生活将精子射入女性体内，精子在此可存活2～3天。而卵子排出后15～18个小时卵子受精的效果最好，如果超过24小时未受精，就会开始变性，受精能力随之减弱或失去，这段可能受孕的时间叫做排卵期。育龄女性在排卵期前后一定阶段保持性生活，可大大增加受孕的机会。由此我们可以了解到，准确掌握排卵期的规律对于顺利受孕是多么重要，也能使暂时不想怀孕的夫妻在未进行避孕措施时达到避孕目的。

自测排卵期的方法有三种。

1. 推算法

大多数女性在下次月经前两周左右（14天）排卵，可以根据较规律的月经周期来推算排卵期。推算方法：从下次月经来潮的第1天算起，减去14天就是排卵日，而排卵日及其前5天和后4天加起来的时间段称为排卵期。

例如，月经周期为28天，本次月经来潮的第1天为12月2日，下次月经来潮是12月2日加28天=12月30日。我们再从12月30日减去14天，得出的日期是12月16日，12月16日的前5天和后4天，也就是12月11至20日就排卵期。

有些女性的月经周期非常规律，但是也有的人会由于情绪波动大、压力较大、失眠、患病、用药、运动量过大等因素使得月经周期发生明显变化。如果想准确的测出自己的月经周期，就要计算约6个月的周期，从中选出最长和最短的两次周期分别计算。这样算出来的数值，选头尾最长的时间，即为最终受孕期。

2. 测量基础体温

基础体温是指在经过较长时间睡眠后醒来（至少6个小时，醒来时间最好为清晨），尚未进行任何活动及说话前，所测得的体温。基础体温与月经周期一样，在排卵的作用下呈周期性变化。排卵前基础体温较低，排卵后基础体温会在孕激素及黄体的刺激下升高，并一直持续到下次月经来潮。

由于测量基础体温的方法只能提示排卵已经发生，而无法预告排卵何时发生，这就需要正在备孕的女性每天都对基础体温进行测量，将测量结果记录在一张体温记录单上，并连成曲线，这样就可以较清楚地看到基础体温是从何时升高的。在基础体温升高的3天内是易孕期，从第4天起直到下次月经来潮前即为"排卵后安全期"。

由于基础体温会受到很多因素干扰，这就需要结合推算法、观察宫颈黏液法，以便能准确地掌握自身排卵时间。

3. 观察宫颈黏液

宫颈黏液观察法通常是到医院去做，如果条件不允许，也可以在家用简易方法来操作。

宫颈黏液的分泌随着雌激素的变化而变化。月经周期中的第9～10天后，宫颈黏液在雌激素的作用下分泌量增加，浓度降低，呈乳白色，此时外阴会有湿润感，这种黏液被称为易受孕型宫颈黏液。到了排卵前几天，宫颈黏液的含水量更多，呈现出清亮如蛋清状，黏稠度最小，用拇指和示（食）指蘸取适量后可拉成很长的丝，外阴有明显的湿润感，这种黏液为极易受孕型宫颈黏液。一般认为分泌物清澈透明呈蛋清状，拉丝度最长的一天可能是排卵日，在这一天及其前后三天为排卵期。

观察时，可利用起床后、洗澡、小便前的机会，用消毒过的手指从阴道口取黏液进行检查，如果发现黏液少而黏稠，且外阴干燥，这说明排卵期已过，现在处于排卵后的避孕安全期。

◎ 生育宝宝的最佳月份

常有人说，在一年的中旬左右怀孕，待生产时就是第二年气候不错的月份，可以减少坐月子时的不适。其实，这只是其中一个原因，我们说，确定好的受孕月份对宝宝的健康也非常有利。一般来说，受孕的最佳月份应在7月和8月两个月。

7～8月受孕，孕早期正值凉爽的秋季，此时食物供应充足，可以改善准妈妈因妊娠反应造成的食欲减退，不仅自身可摄入足够的营养，对胎宝宝的发育也十分有利。7～8月受孕还可以避免在寒冷及污染较重的冬季度过孕早期，保证胎宝宝更顺利地成长，也会令出生后的宝宝身体抵抗力更强。

经过10月怀胎后，宝宝会在翌年的4～5月出生，此时是春末夏初时节，气候十分宜人，有利于新妈妈的身体恢复，同时也利于护理新生宝宝，如洗澡不易受凉、外出可晒到适宜的阳光等。当宝宝迎接人生中第一个冬季时，他已经长到半岁，更容易平安度过冬季。

晚上21至22时受孕最佳

一天有24小时，什么时候同房受孕概率最高，受孕质量最好呢？我们说，这要根据人体生理功能的规律来定。

下午13～14时，是人体白天里的功能低潮期，而到了下午15～19时，人体功能慢慢进入高潮期，这一状态进入晚上20时，就会有非常明显的表现。到了晚上21时，人体的神经活动最为活跃，大脑记忆力最好；到了晚上22时，血液中白细胞会升至最大值（一日密度）。晚上23时后，人体功能又会下降。

由此可见，晚上21～22时人体处于最佳状态（针对受孕而言），在这个时间同房最容易受孕。且同房后即进入睡眠状态，女性的长时间平躺有利于精子游动，可使其顺利到达输卵管，增加卵精接触的机会。

温馨提示

如果白天比较疲惫，那么最好将同房时间改在休息日的下午或早晨起床前。经过一夜的休息，夫妻双方的精力充沛，且此时男性激素水平较高，精子质量很好。同样，下午5点左右，男性的精子数量和质量也相对较好，可以提高受孕概率。

在性高潮中孕育优质宝宝

想要受孕，不仅要进行性生活，更要注重夫妻间的性生活质量，有关研究调查表明，性生活质量的好坏对宝宝的身体状况、智商等具有一定影响。

当女性达到性高潮时，阴道会开始充血，充血令阴道口变紧、深部皱褶变宽，这为储存更多精液提供了"场所"，同时也能提高高质量精子的数量。这些高质量的精子在经过激烈竞争后，会选出更强壮而优秀的精子，在与卵子结合后就会孕育出健康、聪明、漂亮的宝宝。

不仅如此，性高潮还会令阴道分泌物增加，分泌物中的营养物质如氨基酸、糖含量也会提高，增强了射入阴道中的精子的运动能力。在稀薄的宫颈黏液的"助力"下，精子顺利地进入子宫颈口。此时子宫和输卵管在性高潮中收缩（蠕动）加快，令精子可以顺利上行，增加精卵接触率。

由此可见，以受孕为目的的性生活格外需要性高潮的辅佐，浪漫的灯光和布置，温柔的抚摩与眼神，甜蜜的接吻和情话……这些都能增加性生活的情绪，让夫妻二人的爱之情感得到升华，同时达到性高潮。

✿ 讲究体位增加受孕机会

一般来说，夫妻同房时，对体位并没有严格的要求，只要夫妻双方感到舒适即可。不过，要想提高受孕概率，就必须对体位进行适当的调整，选择最能提高受孕概率的性交体位。

在进行性生活时，女性最好采取胸肘位，即跪在床上，臀部抬高，胸部贴床，胸部与床面间垫一个厚薄适中的垫子或被子；头部放低，双手放在头部前方做扶持，男性跪在女性臀部后方。射精后，女性保持此姿势20～30分钟，然后恢复卧位休息。如果因某些原因无法保持此体位，也可改为传统的男上女下体位，射精后，将女性臀部用枕头垫高，保持30分钟再恢复卧位休息。

另外，不管是哪一种体位，都不要使用阴道润滑剂。阴道润滑剂含有降低精子质量和活力的成分，不利于怀孕。

❂ 心情愉悦、减少颠簸提高受孕机会

有的人求子心切，心情整日处于急迫状态；有的人因结婚多年不孕，整日闷闷不乐。这两种情绪都不利于受孕。这是因为，女性的排卵是受到精神因素影响的，如果情绪长期处于不良状态，就会导致内分泌紊乱，抑制排卵。一旦情绪恢复至良好，内分泌也会基本恢复正常，卵巢会继续排卵。因此，想要要宝宝的女性一定要调整好情绪，保持乐观。

除了情绪外，运动也是影响受孕的一个因素。女性过度运动，会令月经周期和排卵规律发生变化，不利于准确计算排卵期，影响受孕。而男性如果长时间骑自行车或做压迫下身的运动，会使睾丸因不断振荡而影响到生精功能。当然，这里并不是说不能运动，而是要选择适合的运动，如仰卧起坐、慢跑、游泳、快走等，运动强度循序渐进。运动项目的选择标准：以运动过后小汗津津、面色微红为宜。

❂ 自我诊断自己是否怀孕

怀孕是女性一生中最重要的时期之一，它并非无声无息地降临在女性身上，从一些蛛丝马迹甚至比较明显的征兆中，女性即使是在家中，也可以自我作出初步诊断，来判定自己是否怀孕。这样可以较早地对胎宝宝加以保护，避免在无意当中对它造成伤害。准妈妈自我诊断是否怀孕的方法主要有五种。

1. 月经停止

育龄女性的月经通常比较规律，如果到了月经周期而不来月经，应该考虑是否有怀孕的可能。在排除疾病等因素后，月经过期时间越长，怀孕的可能性就越大。

2. 早孕反应

准妈妈在停经后（孕早期），会出现一些不适症状，如畏寒、疲乏、嗜

睡、头昏、食欲缺乏、喜酸、挑食、怕油腻味、晨起恶心、呕吐等。

3. 身体变化

怀孕后，乳房会有胀痛感，并且明显增大（包括乳头），乳头、乳晕颜色加深，周围还会出现一些小结节。

4. 基础体温升高

平时有测基础体温习惯的女性，会发现晨起后的基础体温比之前升高 0.5 ~ 1℃。

5. 早孕试纸

在晨起后，取一天中第一次尿液，滴在早孕试纸上，按照说明等待，如果出现两条红线预示着可能怀孕了。

温馨提示

如果准妈妈怀疑自己已怀孕，应该到医院进行确诊。

学会计算预产期

预产期是预计分娩的日期，通常情况下，准妈妈怀孕后医院会给出基本准确的预产期时间，但这毕竟是已经既定的事实，无法改变。如果女性能在孕前学会计算预产期，将分娩时间安排在对自己或家人都比较适合的时间，并以此为基础把握受孕时间，就可以更好地掌握怀孕的主动权。

计算预产期的方法有四种，其中最常用且最适合家庭使用的是"最后一次月经计算法"，即将末次月经来潮（即末次月经见血的第一天）的月份减掉

3（不足者加上9）或直接加9，日期加上7，即为预产期。例如：末次月经为4月1日，则4-3=1（月），1+7=8（日），预产期则为翌年的1月8日，实际分娩日期在预产期前后两周都属正常。

温馨提示

　　如果担心月经来潮不规律，也可以根据早孕反应的时间来推算，一般妊娠反应发生在闭经6周左右。推算方法：用出现早孕反应的日期加上34周，即为估计的分娩日。

⚙ 高龄女性的优生率为何低

　　临床上，高龄女性的优生率相对较低，我们以出生唐氏综合征（又名21-三体综合征、先天愚型）为例。25 ～ 35岁孕妇发生率为0.15%，35岁以上孕妇发生率为1% ～ 2%，40岁以上孕妇可达3% ～ 4%。从这组数据可以看出，与年轻女性相比，高龄女性生出唐氏综合征儿的概率要高出十倍左右。为什么会出现这种问题呢？我们说，原因主要有两点。

1. 卵巢老化

　　青春期的女性卵巢功能极其旺盛，但自35岁以后，随着卵子周围组织密度的增加，会引起内分泌的改变，从而使卵巢功能降低。卵巢功能的衰弱直接影响到卵子的减数分裂，造成染色体不分离，易生出唐氏综合征儿。

2. 卵细胞老化

　　女性出生后，卵巢内的卵子数量基本上是固定的，随着月经来潮，每个月会排出一个卵子，卵巢内的卵子数量会随之减少。剩余的卵子并不是"安枕无忧"的，在漫长的岁月中，女性不可避免地会接触到各种物质，无论是长期接触还是偶尔接触，这些物质都会干扰到卵细胞的成熟与分裂，影响胚胎质量。这种干扰概率会随着女性年龄的增加而提高。

温馨提示

　　造成染色体不分离的唐氏综合征儿并非高龄女性一人的责任，据统计，60% ~ 70%是由于母亲的卵子染色体不分离造成的，还有30%是由于父亲的精子染色体不分离造成的。为了生出健康的宝宝，女性在孕期一定要进行产前检查和胎儿染色体检查，以便及时筛查出染色体异常的胎儿，采取必要措施。

❀ 了解是什么引起不孕、不育

　　怀孕是夫妻双方共同的事，如果经过各种努力仍然无法顺利受孕，此时就要考虑双方或一方是否存在不孕或不育的问题。

1. 不孕

　　不孕是指有正常性生活，未采取避孕措施而未妊娠，原因主要有五点。

　　（1）排卵障碍或不排卵　女性因各种原因导致卵巢功能障碍，就会引起闭经或排卵障碍，甚至不排卵。

　　（2）输卵管闭塞或粘连　女性如果患有输卵管炎或子宫内膜异位症，就会造成输卵管闭塞或粘连，使精子、卵子无法相遇，自然无法实现受孕。

　　（3）免疫因素　女性子宫颈黏液或血清中含有抗精子抗体，会"杀死"精子，则不易受孕。

　　（4）妇科炎症及全身疾病　女性如果患有盆腔炎、附件炎、宫颈糜烂、阴道炎、肾上腺功能紊乱、甲状腺功能低下症或甲状腺功能亢进、糖尿病等，会不同程度地影响受孕。

（5）中枢性的影响　女性过度紧张或焦虑会引起下丘脑—垂体—卵巢功能异常，进而导致内分泌平衡失调，抑制排卵，不易受孕。

2. 不育

不育是指由男性原因引起的不孕症。引起不育的原因主要有以下几点。

（1）染色体异常，如男性假两性畸形、克氏综合征、XYY综合征等。

（2）先天睾丸发育不良、精索静脉曲张、垂体病变、肾上腺疾病等，影响精子生成。

（3）输精管梗阻以及附睾疾患等，影响精子的正常输送。

（4）生殖道感染引起炎症，如前列腺炎、尿道炎、附睾炎等，严重影响生育能力。

（5）精液中含抗精子抗体，造成死精子症等，引起不育。

（6）阴茎过短、尿道下裂、早泄、阳痿等，影响精液进入子宫颈管，无法与卵子相遇。

⚙ 远离高危妊娠

提到高危妊娠，很容易将它与高龄妊娠联系在一起，其实高龄妊娠只是高危妊娠众多情况中的一个，而且高龄妊娠并不一定就等于高危妊娠。高危妊娠是指在妊娠期，即女性体内卵子受精后至胎儿娩出的这段时间，存在一些对准妈妈、胎宝宝和新生儿的不利因素或合并症，具有较高的危险性，可能会令准妈妈患上各种急、慢性疾病和妊娠并发症，导致胎儿生长缓慢、先天畸形、早产、难产、新生儿疾病，甚至危及母子生命。

高危妊娠带来的后果很可怕，但并不是所有女性都会成为高危妊娠的"受害者"。高危妊娠之所以出现各种危险症状，实际上与个人身体等各方面因素都有关系。

（1）有过异常孕产史　流产次数过多，有过早产、过期妊娠、死胎、难产史，曾分娩过巨大儿、低体重儿或先天性畸形儿，有子痫前期症状或子痫病史等，多年不育经治疗受孕。

（2）身体素质　体形肥胖，曾患过影响骨骼发育的疾病（如佝偻病、结核等），生殖道畸形（骨盆狭窄、产道异常等），有遗传病家族史，中重度营养不良。

（3）年龄　小于18岁，大于35岁。

（4）身高、体重　身高不足145厘米，体重不足40千克或超过85千克，且伴有骨盆狭窄问题。

（5）血型　女方为O型血，男方非O型血；或女方血型为Rh阴性，男方为Rh阳性者。

（6）患有内科疾病　在孕前如果患有内分泌疾病、肝炎、贫血、原发性高血压、糖尿病、先天性心脏病、甲状腺功能亢进症、肾脏病等，在孕后可能会出现病情加重问题。

高危妊娠虽然造成的后果可能很严重，但并不是不可预防的，孕前做好保健，可以减少许多高危妊娠和高危胎儿的发生。

避免高危妊娠最有效的方法就是进行体检，包括婚前检查、孕前做的常规与特殊检查，以便女性在受孕前排除遗传和环境方面的不利因素，除此之外，还应积极治疗、调养在孕前患的疾病，并合理安排生活起居。比如，加强运动，减轻体重；做仰卧起坐、提肛运动等增强盆底功能，减少分娩障碍，或与医生协商好采取何种分娩方式；加强饮食调理，补充体内缺乏的营养素等。

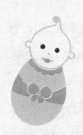

孕前健康检查及服药宜忌

◎ 婚前需做体检

婚前检查虽然不是强制性检查，但是婚后准备立刻要宝宝的夫妻还是不要错过这次检查。在婚前做一次全面的体检，可筛查夫妻双方是否存在异常情况和疾病，从而达到早诊断、早治疗的目的，同时也可以降低缺陷儿的发生率。在做婚前检查时，还可以得到医生的指导，掌握自己最佳受孕时机和避孕方法。

婚前检查包括婚前医学检查、婚前卫生指导、婚前卫生咨询三项。其中，医学检查是体检中的重点。

1. 询问病史

① 了解双方是否有血缘关系。

② 了解双方现在和过去的病史，如有无性病、精神病、遗传病、重要脏器、泌尿生殖系统疾病等。

③ 了解双方的工作和居住环境是否会影响生育功能，以及有无烟酒嗜好、女性月经、男性遗精等个人史，如果是再婚则要询问以往的婚育史。

2. 体格检查

体格检查包括对心、肝、肾、肺等重要脏器的详细检查，以及生殖器官的发育及健康程度检查，若发现患有不宜结婚的急、慢性传染病或严重脏腑疾病，必须在治愈后才可结婚；对生殖器官畸形，必须在婚前治疗，若不治疗应明确告知对方。

在进行婚检时，应主要注意两个问题。

① 女性要避开经期，月经结束后三天再做婚检，以免影响体检结果的正确性。

② 婚检前一天要充分休息，吃清淡食品，不能饮酒或其他刺激性饮品；婚检当天不能进食，要空腹检查。

孕前做的常规与特殊检查

孕前检查是指夫妻准备要宝宝前进行的身体检查，有的人也会将孕前检查和婚前检查合并起来做。孕前检查可分为两大类——常规检查和特殊检查。

1. 常规检查

（1）血常规检查（女性） 了解血红素的高低和血小板数值。前者是为了看是否有贫血，如有应先治疗再怀孕；后者是为了了解凝血功能是否正常，如有异常需先治疗，以免生产时发生大出血。除了以上两个原因外，检查还可以明确血型，以便在需要时能及时输血。这项检查还可测得红细胞的数值，有助于发现珠蛋白生成障碍性贫血（地中海贫血）携带者。

（2）尿常规检查（女性） 了解肾脏的一般情况，看其他脏器疾病对肾功能有无影响，及时掌握是否有肾病危险。

（3）粪常规检查（女性） 通过查虫卵、潜血测试，以及检验粪便中有无红、白细胞，以达到排除消化系统疾病、寄生虫、痔、息肉等疾病的目的。

（4）肝功能检查（女性） 通过肝功能的各项指标，了解有无肝脏疾病或患病程度等，以尽早治疗或预后。

（5）胸透检查（女性） 通过胸透检查，用以诊断是否有结核等肺部疾病。（X线相关检查需在受孕前一年做！）

（6）妇科内分泌全套检查（女性） 检查是否有各种卵巢疾病。

（7）白带常规检查（女性） 检查是否有可能引起胎儿宫内或产道感染、影响胎儿发育的生殖道致病微生物，如真菌、滴虫等。

（8）子宫颈刮片检查（女性）　检查子宫颈是否健康，有无罹患癌症的危险。

（9）精液检查（男性）　能了解男性生殖健康状况，及时发现精液问题。

（10）泌尿生殖系统检查（男性）　看睾丸发育情况，是否有隐睾、睾丸疼痛肿胀、鞘膜积液、斜疝、尿道流脓等情况。

2. 特殊检查

温馨提示

最好夫妻两人都能进行体检。

（1）染色体检查　及早发现有无先天性性腺发育异常（简称克氏综合征）和先天性卵巢发育不全（简称特纳综合征）等遗传疾病。

（2）乙肝病毒抗原抗体检测　了解是否携带乙肝病毒。

（3）性病检测　检测是否有梅毒、获得性免疫缺陷综合征（艾滋病）等性传播疾病。

（4）ABO溶血检查　如果女性有原因不明的流产史或血型为O型，丈夫血型为A或B型，为了避免宝宝出生后发生新生儿溶血症，应检验此项。

（5）糖尿病检测　包括空腹血糖检测和葡萄糖耐量检测，特别是原本患有糖尿病的女性必须等医生检查评估后，再决定是否怀孕。

（6）TORCH检测　检测是否有单纯疱疹病毒、弓形虫、风疹病毒、巨细胞病毒等，此项也可在孕后检查。

（7）遗传病检测　如果夫妻双方任何一方有家族遗传病史，应到医院进行咨询，必要时进行相关检测。

❂ 孕前半年停止服用避孕药

选择口服避孕药避孕的女性，在停药后半年内不宜立刻要宝宝，之所以有这样的要求，是与避孕药的药性有很大的关系。

口服避孕药为激素类避孕药，如短效避孕药含有炔雌醇和炔诺酮，二者均比人体内产生的雌激素乙烯雌酚高出数倍甚至数十倍。如1号短效避孕药中含有炔诺酮成分，该成分的生理效能比体内雌激素高出10～20倍，炔诺酮的生理效能比孕激素黄体酮高出4～8倍。

炔雌醇和炔诺酮进入体内后，肝脏需要花费6个月的时间才能将它们完全排除，在此期间如果要宝宝，就可能会造成下一代的某些缺陷，甚至产生畸形儿。

因此，女性在计划怀孕前半年应停止服用避孕药，这一期间可使用避孕套或子宫帽进行避孕。如果使用避孕药避孕失败，为了减少畸形儿出生概率，最好及早去医院终止妊娠。

温馨提示

除了避孕药外，激素、抗菌药、抗肿瘤药、精神病药、利尿药等均会对生殖细胞产生影响，应在停药后一段时间方可受孕，具体时间可在咨询医生后再行确定。

❂ 孕前3个月服用叶酸

叶酸是促进细胞分裂和增长的重要物质之一，如果准妈妈体内缺乏叶酸，可能会引起巨幼红细胞贫血，造成胎儿神经管畸形、智力发育滞后等，还可能引起早产。为了保证胎宝宝在怀孕期间从妈妈体内摄取到足够的叶酸，保证正常发育，准备怀孕的女性从怀孕前3个月起，每天需要补充400微克的叶酸。

这里所说的叶酸是指孕妇专用的叶酸片剂，而不是5毫克一粒的叶酸片，过高浓度的叶酸会对胎儿产生不利影响。如果已经服用高浓度的叶酸片，也不要过于担心，一般来说，短时间服用高浓度叶酸只要多喝水，就能将多余叶酸排出来，并且要尽快纠正服用量。

如果服用综合营养剂，即除了叶酸外，还含有其他人体需要的维生素和微量元素，就无需再服用单纯补充叶酸的片剂了，以免造成叶酸摄入量超标。

✿ 孕前要注射风疹疫苗

风疹病毒对胎宝宝的危害特别大，受到风疹病毒感染的胎宝宝会患上先天性风疹综合征，出生后最常见的表现就是耳聋、白内障和先天性心脏病。目前为止，这种综合征没有有效的治疗方法，能将危险降至最低的途径就是孕前预防。

准备怀孕的女性可做一次特殊检查，在确定自己无风疹抗体时可考虑先接种灭活风疹疫苗，待机体产生保护性抗体后再考虑怀孕，这一段时间大概是3个月，也就是说在接种疫苗后3个月内不宜考虑要宝宝。这样做也是为了等待体内风疹疫苗病毒完全消失，以免造成胎宝宝畸形。

温馨提示

除了风疹疫苗外，在孕前可接种的还包括乙肝疫苗、甲肝疫苗、水痘疫苗、流感疫苗等。除了乙肝疫苗外都应遵循至少在接种后3个月再怀孕的原则，乙肝疫苗要在孕前9个月打，如果打完第三针后还是没有产生抗体或抗体数量较少，还要进行加强注射，然后再等待3个月时间，一共是12个月。

◎ 照射X线不宜立刻受孕

X线是一种电磁波，它的波长短、能量高，对育龄女性来说危害极大，即使是明显低于正常人可以耐受的放射剂量，也会对母体及胎儿造成伤害，不仅影响受孕概率，还可能产生缺陷儿。

为了下一代的健康，在怀孕前一年最好不要接受X线的照射。特别是想确定自己是否怀孕的女性，更应避免采用照X线的方式验孕，早孕试纸等虽然准确性相对低一些，但更加安全。如果确需照X线，最好在专科医师的指导下操作。

当然，女性如果只是站在CT机旁等待开机而不是拍片，就不要过于担心，CT机只有在拍片时才会有辐射。

◎ 流产宜半年后再受孕

正在备孕的女性经历了流产后，自然是期盼宝宝的再一次到来，准妈妈的急切心情可以理解，不过为了宝宝和自身的健康，最好隔一段时间再受孕。

当女性出现流产后，体内内分泌功能紊乱，子宫也尚未恢复健康，特别是做过刮宫手术后，如果立刻受孕，无法为胚胎提供良好的生长环境，也不利于子宫的恢复。为了使子宫等生殖器官得到充分恢复，也为了胎宝宝的健康成长，流产女性最好在半年后再考虑怀孕。

在这期间，为了促进身体康复，以便提高受孕机会，女性在流产后一定要做好身体调养。在生活方面，特别是在流产后半个月内，不要进行剧烈活动或重体力劳动，同时要注意做好保暖。在营养方面，适当多吃一些补肾和补气血的食物，以及鱼、肉、蛋、蔬菜等富含蛋白质和维生素的新鲜食物。在性生活方面，流产后一个月内禁止性生活，并遵循医嘱服用消炎药，以免生殖器被细菌感染。

温馨提示

　　除了流产外，上节育环者在取环后经历2～3次正常月经再宜怀孕，剖宫产或患过葡萄胎的至少2年后才宜受孕，大量饮酒20天后方宜受孕，早产后如生第二胎也最好在半年后再受孕。

⚙ 孕前需要做口腔检查

　　怀孕会引起口腔生理变化，降低口腔抵抗力，可能会引起或增多口腔疾患，这会给妊娠带来不少麻烦。为了保证孕后口腔健康，口腔检查也是孕前应做的检查之一，主要包括以下几个项目。

1. 检查是否有龋齿

　　龋齿就是我们所说的蛀牙，由于孕后生理和饮食习惯发生改变，可能会加重龋齿程度，引发急性牙髓炎或根尖炎。同时，如果妈妈患有龋齿，宝宝患龋齿的可能性也会大大增加。

2. 检查是否有阻生智齿

　　阻生智齿是指口腔中最后一个磨牙，通俗一点说叫做"后槽牙"，在颌骨和其他牙齿的"干扰"下，阻生智齿有部分牙体是被牙龈覆盖的，且二者存在比较深的间隙，使阻生智齿容易因齿缝积留食物残渣而导致细菌滋生、繁殖，引起智齿冠周炎，引发脓肿、剧痛。冠周炎虽然治疗起来比较简单，只需要消炎后拔除即可，但对孕妇来说这种治疗难上加难。如果服用抗菌药，有可能引发胎儿畸形。严重者，个别孕妇还可能终止妊娠。想要防治此病发生，最好在孕前将口腔中阻生智齿拔除。

3. 检查是否有残根和残冠

女性怀孕后，口腔卫生情况不可避免会受到影响，可能引起牙龈上残根、残冠发炎、形成脓肿，因此在孕前一定要进行检查，如果有则应及早进行治疗或拔除。

4. 是否需要修复牙齿

牙齿残缺会影响正常咀嚼，对备孕、怀孕期间的营养摄取极为不利。如果女性口腔中有缺失牙，应及时修复。如果已经佩戴假牙，应请专业口腔医生诊断是否需要拆除或重新修复。

温馨提示

孕前口腔检查最好安排在孕前6个月，这样一旦发现问题，就能有充足时间进行治疗。

 孕前饮食调理

❀ 孕前3个月即可加强营养

妈妈的营养是胎宝宝健康的基础，只有保持在良好的营养状态下，女性才可能为胎宝宝提供最舒适的发育成长的温床。女性怀孕后由于自身机体代谢、消耗营养较大，如果体内营养储备不充足，再加上补充不及时，除了会造成自身营养不良外，还会令胎宝宝受到直接牵连，导致出生后的宝宝体重低、智力低下等。因此，为了保证准妈妈有足够的营养提供给胎宝宝，从孕前3个月就应加强营养补给。

1. 补充糖类

糖类能提供充足的热量，正常人每天需要的热量按照劳动强度的程度，即轻、中、重，所需要的热量（千卡）：男性依次是2400、2700、3200，女性依次是2100、2300、2700。在此基础上，男女双方应再适量增加，才能既满足自身消耗，又能为受孕储备必要的能量。

糖类的食物来源：未经精加工的完整谷物，如糙米、全小麦；根类植物，如马铃薯、红薯、山药；水果、蜂蜜等。

2. 补充优质蛋白质

优质蛋白质能保证生殖细胞和受精卵正常发育，提高受孕概率，同时保证胚胎着床后正常发育。但蛋白质摄入不是越多越好，每天摄取60克左右，就能充足供应身体所需。

优质蛋白质的食物来源：肉类蛋白，如牛肉、瘦猪肉、鸡肉、鱼；蛋奶类，如鸡蛋、鹌鹑蛋、牛奶、羊奶、乳酪等；植物蛋白，如黄豆、豆腐、豆浆、豆皮、花生等。

3. 补充优质脂肪

脂肪是机体热能的主要来源，特别是优质脂肪中含有的必需脂肪酸更是构成机体细胞组织的不可缺少的重要组成部分，适量摄入有助于提高女性体内免疫细胞的稳定性，对怀孕有益。脂肪摄入量一般不宜超过热量的30%，可结合个人劳动强度来计算。

优质脂肪的食物来源：植物油，如花生油、菜子油、葵花子油、橄榄油等；肉类，鸡肉、牛肉、羊肉、猪瘦肉等；坚果类，如花生、核桃、葵花子等；豆类，如黄豆、黑豆、红豆等。

4. 补充无机盐和维生素

无机盐包括铜、铁、镁、钙、锌等，它们是构成骨骼、制造血液、维持机体正常生命活动的重要物质，与具有同样功效的维生素（维生素A、B族维生素、维生素C、维生素D、维生素E等）配合，可提高精子和卵子的质量，促进受精卵的发育与成长。这里特别提一下叶酸，除了服用叶酸片外，也可以从食物中补充叶酸，但一定要注意避免长时间加热，以免破坏叶酸成分。

无机盐、维生素的食物来源：各种新鲜蔬菜、水果，蛋类，乳类，动物的肝脏、血液，肉类，紫菜、海带、鱼虾等海产品。

温馨提示

多项研究表明，有许多营养素可以在女性体内储存相当长的时间，比如，脂肪储存时间可达20～40天，维生素A储存时间为90～365天，维生素C储存时间为60～120天，铁储存时间为125天左右。

◎ 孕前饮食每日摄入量

我们已经知道孕前应当重点补充哪些营养素，也知道这些营养素的食物来源，接下来要做的就是对各类食物进行合理安排。毕竟"吃得好"不等于吃得多，过多摄入营养不但会使机体因无法吸收利用而造成浪费，还有可能造成肥胖，进而影响到正常受孕。

1. 五谷类

这一类的代表是淀粉类食物，如米饭、面食等，每天应摄入400～600

克或食物总量的三四成。

2. 乳类

乳类包括牛奶及其制品。一般来说,每天摄入500毫升的牛奶即可,酸奶、乳酪等乳制品可与牛奶交替食用。如果对牛奶过敏或患有胃肠疾病、支气管炎、身体虚弱,不妨改喝羊奶。羊奶的脂肪颗粒体积仅为牛奶的1/3,维生素和无机盐等成分也明显高于牛奶,更利于人体吸收,缺点是价格相对较高。

3. 鱼、肉、蛋、豆类、植物油

鱼、肉、蛋、豆类是孕前补充营养的重要来源。孕前女性每天应摄入肉类150 ~ 200克,鸡蛋1 ~ 2个,豆类及豆制品50 ~ 150克,植物油40 ~ 50毫升。

4. 其他

除了上面的食物外,蔬菜、水果、海产品(海带、紫菜、牡蛎等)、坚果类食物也不可少,孕前女性每天应摄入蔬菜500克,水果100 ~ 150克,坚果20 ~ 50克,海带、紫菜等适量。

温馨提示

孕前不宜体重超常,是指既不能过重,也不能过轻,过重我们已经知道对怀孕不利,体重过轻同样如此。女性体重如果低于标准体重3 ~ 5千克,就可能引起不孕;而男性营养不良也会影响到生殖功能和生育能力。所以在备孕阶段,夫妻双方都要注意合理安排饮食,注意营养,以维持适当的体重。

○ 受孕前尽量少吃的食物

食物能提供受孕、怀孕所需的营养，但并不是所有的食物都是如此，有的非但起不到助孕作用，还可能为正常受孕制造"障碍"。

1. 含有咖啡因的饮料或食品

含有咖啡因的饮料或食品有咖啡、浓茶、可可、碳酸饮料、巧克力等，它们含有能令神经系统兴奋的成分，不仅会影响人体对营养的吸收利用，还可能在受孕后造成胎宝宝内脏发育延缓、畸形。因此，建议备孕的女性应少饮用（吃）这一类饮料（食品）。

2. 棉子油

棉子油是一种粗制棉油，含有的棉酚超过国家规定标准的10 ~ 90倍，无论是男性还是女性，食用后都会影响受孕。育龄女性孕前长期食用会破坏子宫内膜，造成子宫内膜及内膜腺体萎缩，子宫变小，血液循环减少，使受精卵无法着床而造成不孕，即使着床形成胚胎（或胎儿），也会因缺乏营养而死亡。男性食用棉子油，棉酚会导致曲细精管萎缩，损害睾丸曲细精管中的精子细胞和精母细胞，直接降低精子数量甚至无精子。

3. 辛辣食物

含有大量胡椒、辣椒、花椒等刺激性较大的辛香料的菜肴，特别建议女性孕前应尽少食用。这一类食物会引起消化功能紊乱，引发胃部不适、便秘、消化不良甚至是痔，并在孕后使这些症状加重，影响给胎宝宝提供营养，加大分娩困难等。

4. 高糖食物

高糖食物会刺激神经末梢，让人产生兴奋与愉悦的感觉，但同时，它也会将高脂肪、高热量悄悄"输送"到人体内，并引起一系列后果：体重增加，提高罹患糖尿病和心血管病危险，引起蛀牙，这些对怀孕都极为不利。这些危害还可能随着怀孕、孕程而升级——危及胎儿生长和发育，极易诱发早产、流产或死胎。

5. 味精

味精含有谷氨酸钠，过多食用后，人体对锌的吸收就可能受到抑制。锌是与受孕有直接关系的一种无机盐，可以说垂体促性腺激素分泌和性腺发育都需要锌的助力，缺锌会导致女性闭经、男性少精甚至无精。因此，在备孕阶段最好将味精摄入量减少1/3 ～ 1/2。

6. 其他食品

速冻食品、罐头食品、膨化食品中含有添加剂和防腐剂，容易导致畸胎和流产，且这些食品中营养素成分含量相对较低，无法满足备孕人群营养储存需求，不宜多食。

孕前宜多吃增强抗辐射的食物

在日常生活及工作中，各种辐射比比皆是，像电脑、复印机、电视、微波炉、电冰箱，对这些会发出辐射的电器，往往防不胜防，完全停止使用也是不现实的。为了将辐射对人体可能造成的危害降至最低，准备怀孕的夫妻双方要多吃一些富含优质蛋白、磷脂以及B族维生素的食物，以加快修复人体因辐射而受损的细胞，保护生殖器官安全。

（1）紫菜　紫菜中含有丰富的硒元素，具有抗氧化、抗突变、抗辐射的作用，可增强人体抵抗力。

（2）海带　海带含有海带多糖，能够延缓、抑制免疫细胞死亡，对辐射引起的免疫功能损伤起到保护作用。

（3）黑芝麻、黑豆等　黑芝麻能够促进受损脑神经细胞愈合，增强机体细胞免疫功能。

（4）绿茶　绿茶中含有抗辐射物质——茶多酚，可减轻辐射对人体的不良影响。

（5）草莓　草莓中含有大量的维生素C、维生素E以及多酚类抗氧化物质，这些营养成分均能促进受损细胞自我修复。

（6）番茄、西瓜等　番茄、西瓜等富含番茄红素，番茄红素具有极强的清除自由基的能力，还能增强人体对各种辐射，特别是紫外线的防御能力。

（7）猕猴桃　猕猴桃被称为"维C之王"，维生素C是抗氧化维生素，可以降低辐射引起的氧化，尽量减少辐射对身体的损害。

（8）黄豆及其制品　黄豆及其制品中含有优质蛋白质、维生素E、磷脂、大豆异黄酮等，据实验研究表明，可明显提高人体对辐射的抵抗能力。

（9）动物内脏、蛋黄等　这些食物中富含维生素A和β-胡萝卜素，能很好地保护眼睛免受辐射之伤。但是进食量一定要加以控制！

⚙ 女性孕前需防范食物污染

大多数食物在原料生产、加工、包装、运输、储存、销售、烹制乃至食用前，都可能会受到各种污染，这些污染有些是加工食物必需的，如防腐剂、添加剂，有些则是处理不当而被金属、真菌、寄生虫等污染。不管是哪一种，女性如果在备孕阶段食用后，都会对自身和即将到来的胎儿健康十分不利，因此在孕前一定要做好防范食物污染的准备。

① 尽量选择新鲜天然的食品，在购买食物时，请认准包装上是否标有不含防腐剂、色素等标示。

② 选对健康食材，避开"作假"食物。市场上的食材多种多样，有的可能是使用化学制剂或其他有害成分加工而成，对此应掌握识别方法。如使用硫黄等化学原料熏制过的笋、黑木耳、银耳等，颜色异常，有硫黄等气味，吃起来有种酸酸的味道，舌尖还会有刺激或辛辣感觉。再如超标使用农药的蔬果，形状和内在皆有异常。肉类也是容易"作假"的食物，新鲜的肉类脂肪洁白，肌肉无异色，摸上去微干或湿润，不黏手；用手按下去，凹陷很快

就会恢复。

③ 食物储存一定要得当，减少二次污染。如猪肉买回后不要用水冲洗再冷冻，以免滋生细菌；调味料，如酱油、醋等不要放在靠近炉火的地方，容易被细菌污染；土豆等根茎类蔬菜要在避光、阴凉处储存，以免生成毒素——龙葵素。

④ 烹饪时，一定要将食材清洗干净，蔬菜不要切好再洗，以免水中的微生物等通过切面污染蔬菜；处理食物时，生熟食要分开，不要使用一个菜板和菜刀等厨具；食物，特别是肉类一定要彻底烹熟，可滴适量醋等，既可增添菜肴风味，又能起到一定的杀菌作用。

⑤ 厨房用具要保持清洁，菜板、刀具、碗筷等定时水煮消毒；瓷砖、台面等要经常擦拭，抹布定时清洁、消毒；尽量使用铁锅或不锈钢炊具，不宜用铝及彩色搪瓷等制品。

⑥ 远离带"毒"的食物，如鲜黄花菜、霉变食物、隔夜海鲜、生鸡蛋、未煮沸的豆浆、烧烤食物、火锅汤等。

◐ 孕前要戒酒

女性在孕前必须戒酒，大量事实证明，嗜酒会严重影响后代。这是因为酒的主要成分为酒精，饮酒后，酒精会被胃、肠吸收，然后进入血液而运行到全身，只有少量的酒精会通过汗液、尿液以及呼吸出的气体排出体外，大部分在肝脏中进行代谢。肝脏会首先将酒精转化为乙醛，再将其变成醋酸被利用，但这种功能是非常有限的。因此，随着饮酒量的增加，血液中的酒精含量会快速增高，对女性的身体损害也会增大。酒精在体内达到一定的浓度时，对生殖系统会有危害。

酒精可使生殖细胞受到损害，受到酒精毒害的卵子很难迅速恢复健康，酒精还会使受精卵不健全。酒后受孕可能造成胎儿发育迟缓。因此，女性受孕前一周饮酒对胎儿会产生不利影响，那些常年饮酒的女性，即使受孕前一周停止饮酒，也会对胎儿有一定的危害。

女性受孕前不要饮酒，最好在受孕前一周就停止饮酒。当然，为了下一代的健康。夫妻双方应在1年以前就开始戒酒。

孕前食谱推荐

早餐食谱

肉松玉米粥

材料 玉米渣50克，肉松15克，盐适量。

做法

① 玉米渣拣去杂质，淘洗干净后放入碗中，用适量清水调成糊状备用。

② 粥锅洗净，放入体积5倍于玉米渣的清水，置火上大火煮沸，然后用汤勺将玉米糊慢慢放入粥锅中，注意不要让玉米糊在沸水中结块。

③ 再次沸腾后，转中火继续熬煮，直至玉米粥变得质地黏稠为止。

④ 在煮好的粥中加适量盐调味，并将肉松撒在表面即可。

保健功效 为身体提供碳水化合物、蛋白质、脂肪、胡萝卜素、维生素B_2、钙、镁、硒、谷胱甘肽、维生素和脂肪酸等多种营养物质，提高身体素质，为怀孕积蓄能量。

芝麻藕粉糊

材料 黑芝麻50克，藕粉40克，脱脂奶粉30克，白糖适量。

做法

① 黑芝麻拣去杂质，淘洗干净后捞出，沥干水分后晾干备用。

② 炒锅洗净，置火上烧干后，倒入处理好的黑芝麻，用小火慢慢炒香，然后盛

出晾凉，碾成粗粉备用。

③ 藕粉和脱脂奶粉混合均匀，加入适量温水搅匀成清糊状，注意搅动时将所有结块搅开。

④ 奶锅洗净，倒入搅好的清糊，置火上用文火慢慢熬，注意在熬煮的同时慢慢搅动，防止煳锅。

⑤ 在搅动清糊时，边搅边放入准备好的黑芝麻粉，待糊烧成时加入白糖调味即可。

⊛ (保健功效)　滋养肝肾，生精养血，为孕育孩子提供物质基础。

八仙茶

(材料)　粳米、粟米、黄豆、绿豆、赤小豆各750克，细茶500克，芝麻400克，小麦面粉300克，小茴香150克，花椒75克，盐40克，干姜30克。

(做法)

① 拣去粳米、粟米、黄豆、绿豆、赤小豆、芝麻中的杂质，淘洗干净后晾干备用。

② 炒锅洗净，置火上烧干后，倒入处理好的粳米、粟米、黄豆、绿豆、赤小豆、芝麻，用小火慢慢炒香，然后盛出晾凉备用。

③ 拣去细茶、小茴香、花椒和干姜中的杂质，与炒好的粳米、粟米、黄豆、绿豆、赤小豆、芝麻一起碾成细粉，混合均匀备用。

④ 盐倒入干锅，用微火炒至水分完全析出，颜色微黄时盛出备用。

⑤ 小麦面粉倒入干锅，用微火炒至香味飘出，颜色微黄时盛出备用。

⑥ 把炒好的盐和小麦面粉也倒入杂粮香料混合粉中，搅拌均匀后放入瓷罐，密封后储藏在阴凉、避光、通风的地方。

⑦ 食用时，取出适量粉末，用开水冲泡，还可根据口味添加大枣、胡桃肉、松子仁、白砂糖等进行调味。

⊛ (保健功效)　益气养血，健脾补肾，温中行气。通常用于治疗倦怠乏力、形体消瘦等。可有效补充体力、强壮身体，为怀孕做好准备。

红茶粥

材料 大米100克，红茶20克。

做法

① 将红茶用沸水冲泡8分钟，去渣取汁备用。

② 将大米淘洗干净，放入锅内，加适量水，再将红茶汁倒入锅内与大米共煮成粥即可食用。

保健功效 健脾和胃，消积利湿，提神醒脑。

绿茶红豆饼

材料 中筋面粉70克，豆沙馅50克，植物油20克，黑芝麻、白芝麻各10克，绿茶粉2克，蛋黄2个。

做法

① 把中筋面粉和绿茶粉倒入面盆中，加适量水拌匀成光滑的面团，用保鲜膜罩好，静置在一旁让面团充分饧开。

② 黑芝麻、白芝麻拣去杂质，洗净晾干后，干锅小火炒至香味飘出，然后盛出晾凉备用。

③ 将饧好的面团再次用力按揉5分钟左右，然后分成大小均匀的小块，擀成圆形薄饼，包入豆沙馅，收口后，再用手压成大片饼状，表面擦上蛋黄液，均匀洒上炒好的芝麻。

④ 平底锅中倒入少许植物油烧热，放入红豆饼以中火慢慢煎到熟透，取出切成适当大小块状即可。

保健功效 壮筋骨，益气力。可有效增强免疫力，降低受孕后的患病概率。

番茄蛋粥

材料 番茄50克，大米40克，葱5克，鸡蛋1个，盐、鸡精、胡椒粉各适量。

🐟 做法

① 番茄洗净，用刀在顶部划一个十字，然后放入沸水锅中烫2分钟，取出趁热剥去皮，然后切丁备用。

② 鸡蛋磕入碗内，加少许盐，搅打均匀备用。

③ 大米淘洗干净，放入粥锅用清水浸泡1小时备用。

④ 葱剥去外皮，切成葱花备用。

⑤ 将浸泡好的大米捞出和体积5倍于自身的清水一起放入粥锅，大火煮沸后放入番茄丁，转小火续煮30分钟。

⑥ 将打好的鸡蛋液撒入粥中，调入盐、胡椒粉略煮5分钟，出锅前加鸡精、葱花调味即可。

❀ 保健功效 可有效预防怀孕后妊娠高血压的发生。

草莓绿豆粥

🥕 材料 草莓250克，糯米150克，绿豆100克，白糖适量。

🐟 做法

① 将草莓洗净，去蒂备用。

② 绿豆拣去杂质，淘洗干净后用清水浸泡4个小时。

③ 将糯米淘洗干净后，与泡好的绿豆一同放入锅中，加入适量清水。

④ 将锅烧沸后，转小火煮至绿豆酥烂、米粒开花。

⑤ 把草莓、白糖放入锅中，与绿豆和糯米搅拌均匀，再稍煮片刻即可。

❀ 保健功效 清热解毒，开胃健脾。可全面调理身体状态，为受孕做好准备。夏季食用，还可有效预防和治疗中暑。

猕猴桃枸杞甜粥

🥕 材料 猕猴桃150克，大米100克，枸杞子15克，冰糖10克。

🐟 做法

① 大米淘洗干净，用清水浸泡1小时备用。

② 猕猴桃洗净后，去皮、切片备用。

③ 枸杞子拣去杂质，洗净后用清水泡软备用。

④ 粥锅洗净，放入处理好的大米和体积5倍于大米的清水，置火上大火烧开后转小火慢慢熬煮。

⑤ 待煮至大米颗颗涨开，粥质浓稠时，下入处理好的枸杞子和猕猴桃片，再煮3分钟左右，加适量冰糖调味即可。

✳ 保健功效 猕猴桃中含有丰富的叶酸，孕前食用，在怀孕后可有效降低胎儿畸形的可能。枸杞子有滋补肝肾、生精益髓的作用，有助受孕时优生优育。

黄豆姜橘米粉

🥕 材料 糯米1000克，干黄豆500克，干橘皮30克，生姜10克。

🐟 做法

① 拣去干黄豆中的杂质，淘洗干净后用淘米水浸泡4小时后再用清水洗净，捞出沥干水分备用。

② 取粗沙500克倒入铁锅中，炒热，再下黄豆不断拌炒，至黄豆发出的炸声刚停时迅速离火，此时黄豆皮呈老黄色，继续翻炒散热，防止炒焦，乘热筛出黄豆，盛起粗沙下次再用。

③ 糯米洗净，沥干水分后，倒入干净铁锅中，中火炒至微黄时盛起，防止炒焦。

④ 干橘皮、生姜一起洗净，切成丝后再切成碎粒，然后烘干备用。

⑤ 将炒熟的黄豆磨成粗粉，再掺入橘皮粒和生姜粒，一同磨成细粉。炒好的糯米磨成细粉，与黄豆粉拌匀后再研磨1次，然后装瓶储藏在阴凉、避光、通风的地方备用。

⑥ 食用时，取出用适量沸水调成糊状，据口味加适量盐或糖调味即可。

✳ 保健功效 健脾宽肠，行滞化瘀，清热解毒。适用于患有习惯性便秘的女性用作孕前调理，预防怀孕后便秘情况加重，不利母体和胎儿健康。

✿ 午餐食谱

紫菜鸡

🥕 **材料** 鸡胸脯肉300克，寿司用紫菜50克，植物油40克，葱30克，干淀粉15克，水淀粉、面粉各10克，酱油5克，鸡蛋1个，盐、香油、糖各适量。

🐟 **做法**

① 鸡胸脯肉洗净，切成薄片后放入碗中，加入酱油、盐和干淀粉抓拌均匀后，腌渍20分钟，码味备用。

② 鸡蛋磕入碗中打散，然后放入面粉、剩下的干淀粉，搅匀成糊状备用。

③ 葱剥去外皮，摘去干叶、切掉根须。切成段备用。

④ 寿司用紫菜切成长宽条，包入腌好的鸡肉片，蘸上面粉、鸡蛋调的糊，做成紫菜鸡肉卷备用。

⑤ 炒锅洗净，置火上烧干后倒入植物油烧至六成热时，放入准备好的紫菜鸡肉卷炸熟，然后捞出沥干油备用。

⑥ 炒锅留底油，烧至七成热时下入葱段爆香，然后倒入酱油、糖、水和香油，煮开后倒入水淀粉勾成稀芡，最后将炸好的紫菜鸡肉卷倒入，炒匀即可出锅装盘。

✳ **保健功效** 补脾益气，助消化。可用于配合治疗胃溃疡、十二指肠溃疡、慢性胃炎等多种胃部疾病，促进人体对营养素更好的消化和吸收，为怀孕后母体和胎儿的双重健康提供基础。

海带猪肉卷

🥕 **材料** 水发海带600克，猪肉200克，料酒15克，酱油10克，醋8克，葱、姜、蒜各5克，白糖、香油、味精、盐各适量。

🐟 **做法**

① 葱、蒜剥去外皮，姜洗净，全部切成片备用。

② 猪肉切成1厘米见方、5厘米长的条，外卷水发海带，卷成一个个圆卷，先在锅底铺一层海带卷，放一层姜片，再放第二层海带卷，铺一层蒜片，放第三层海带

卷，铺一层葱片，再放最上层海带卷。

③ 码放好后，把白糖、味精、酱油、料酒、香油、醋、盐一起兑入，添适量清水，以水没过海带卷为宜。

④ 锅架旺火上，水开后改小火，炖至汤汁快没时，连锅端下，待凉取出，切成圆片装盘即可食用。

❀ 保健功效　促进体内气血运行，增加受孕可能。

鲜酿番茄肉

材料　番茄500克，肥瘦猪肉200克，慈菇、火腿各50克，植物油20克，黄酒15克，干淀粉、葱花、姜末各8克，鸡蛋1个，清汤、香油、盐、胡椒粉、味精各适量。

做法

① 慈菇去皮洗净后剁碎备用。

② 慈菇、火腿洗净，切成片用清水浸泡半小时，去掉一些盐分，然后剁碎备用。

③ 肥瘦猪肉洗净后剁成肉馅备用。

④ 鸡蛋磕入碗中，捞出蛋黄，再将干淀粉倒入鸡蛋清中搅匀，做成蛋清水淀粉备用。

⑤ 炒锅洗净置火上烧干，倒入植物油烧至六成热后下入一半猪肉馅，加黄酒，待猪肉馅烧干水分再放入盐、胡椒粉、味精、慈菇、火腿碎一起烧出香味，铲出放在盆内晾凉，再放入一半生猪肉馅和葱花、姜末、香油一起拌匀，制成生、熟混合馅。

⑥ 番茄洗净，放入沸水锅中烫2分钟，取出趁热剥去皮，然后在顶部切一刀做成盖，掏去番茄内部的籽，用干净纱布擦干番茄内部的水分，抹上蛋清水淀粉，将肉馅装入番茄内，盖上盖后，依次摆放在碗内，上笼蒸熟取出。

⑦ 锅内放入适量清汤、盐、胡椒粉、味精、黄酒，烧沸放蛋清水淀粉勾清芡起锅，淋于盘内番茄上即成。

❀ 保健功效　孕前食用，可有效预防孕中高发的妊娠糖尿病。

番茄牛肉汤

🥕 **材料** 鲜牛肉1000克，番茄250克，土豆250克，植物油10克，姜、蒜各10克，葱8克，山楂、陈皮各5克，桂皮2克，香叶1片，糖、盐、白胡椒粉各适量。

🥄 **做法**

① 鲜牛肉剔去筋膜，用清水浸泡半小时泡去血水，洗净后切成小块。

② 将香叶、山楂、陈皮、桂皮分别洗净，晾干后捣碎，用纱布袋装好，做成香料袋备用。

③ 姜洗净后切片备用。

④ 蒜剥去外皮后，切片备用。

⑤ 把切好的牛肉块、姜片和香料袋放入炖锅，加清水没过所有材料，大火煮开，撇去浮沫后盖上锅盖，转小火慢慢炖煮1小时，然后打开锅盖，捞出牛肉块。将汤汁中的香料袋和姜片取出。

⑥ 葱剥去外皮，切成葱花备用。

⑦ 土豆洗净，去皮后切成小块备用。

⑧ 沙锅洗净，置火上烧干后放入植物油烧至六成热，下入葱花、蒜片爆香，然后放入土豆块炒至半熟，之后倒入煮牛肉的汤，盖上沙锅盖，大火煮开后小火煮10分钟。

⑨ 番茄洗净，用刀在顶部划一个十字，然后放入沸水锅中烫2分钟，取出趁热剥去皮，然后切成块备用。

⑩ 打开沙锅盖，倒入牛肉块、番茄块，放糖、盐和白胡椒粉，加盖继续煮20分钟，待土豆软糯、汤汁香浓后即可关火。

✴ **保健功效** 滋补脾胃，强壮筋骨。可有效缓解因脾胃虚弱、食谷不化引发的营养不良，增强体质，帮助受孕并预防妊娠初期易发生的流产现象。

凉拌翠衣

🥕 **材料** 西瓜皮200克，黄瓜100克，胡萝卜50克，白酒、白醋各5克，白糖、盐各适量。

做法

① 黄瓜洗净，削皮后切成条状备用。

② 胡萝卜洗净，削皮后切成条状备用。

③ 西瓜洗净外皮后对剖开，挖掉果肉后，削去表面绿色外皮，留白色脆皮，切成条状备用。

④ 将切好的胡萝卜条和西瓜皮条用沸水焯烫至断生，捞出后迅速用冷水冷却，沥干水分备用。

⑤ 将焯烫好的胡萝卜条、西瓜皮条和切好的黄瓜条一起放入盘中，倒入白酒、白醋、白糖和盐，拌好即可。

保健功效 孕前食用可有效预防孕中高发的妊娠水肿。

肉末焖豆腐

材料 嫩豆腐300克，猪瘦肉、豆瓣酱各50克，混合油（猪油、植物油各半）30克，水发香菇25克，大蒜、料酒、酱油各15克，水淀粉10克，盐、葱花、鲜汤各适量。

做法

① 将嫩豆腐切成1厘米见方的丁状，在沸水中焯烫去掉豆腥味，然后捞出沥干水分备用。

② 猪瘦肉、水发香菇洗净，大蒜剥皮后，都切成米粒大小的碎末备用。

③ 炒锅洗净，置火上烧干后倒入混合油烧至六成热时，放入肉末炒散，然后加入香菇末、大蒜末、豆瓣酱炒出香味，再放入豆腐丁，同时放入盐、料酒、酱油，加鲜汤，盖上锅盖烧熟，撒上水淀粉、葱花，再淋香油，装盘即成。

保健功效 孕前食用可补充以蛋白质和钙质为主的多种营养元素，有效预防孕中常见的骨质疏松症等疾病，还可促进孕中胎儿的骨骼形成。

芦笋炒肉丝

材料 芦笋250克，香菇100克，猪里脊150克，植物油20克，酱油15克，大蒜、水淀粉各10克，盐适量。

🐟 **做法**

① 猪里脊洗净，切成细丝后，加酱油、水淀粉拌匀，腌渍10分钟左右，使其入味。

② 芦笋洗净，去掉较硬的根部，然后切成斜段备用。

③ 香菇洗净，摘去柄后切成大片备用。

④ 大蒜剥去外皮，切片备用。

⑤ 炒锅洗净，置火上烧干后放入植物油，烧至六成热时，下入大蒜片爆香，然后倒入腌渍好的猪里脊丝，翻炒至变色后，再加入芦笋段、香菇片和少许水，一起翻炒至熟，加盐调味即可。

❋ **保健功效** 孕前食用可预防孕中常见的妊娠高血压和妊娠水肿。

炒什锦青菜

🥕 **材料** 大白菜100克，胡萝卜80克，西蓝花50克，青椒30克，干黑木耳15克，植物油10克，蒜5克，糖4克，蚝油10克。

🐟 **做法**

① 大白菜洗净，将叶子部分切掉，白菜帮切片备用。

② 胡萝卜洗净，削皮后切片备用。

③ 西蓝花掰小朵，洗净备用。

④ 青椒洗净，摘蒂去籽，切成小块备用。

⑤ 干黑木耳拣去杂质，用清水泡发后切去硬蒂，撕成小朵备用。

⑥ 蒜剥去外皮，剁成蒜蓉备用。

⑦ 将切好的白菜帮片、胡萝卜片、西蓝花朵、青椒块和黑木耳朵用沸水焯烫断生，捞出后迅速用冷水冷却，捞出沥干水分备用。

⑧ 炒锅洗净，置火上烧干后倒入植物油烧至七成热时，下入蒜蓉爆香，然后放入所有蔬菜快速翻炒，并加糖和耗油调味即可。

❋ **保健功效** 增加维生素和微量元素，增强免疫力和营养，为怀孕做好准备。

苦瓜炒蛋

材料 苦瓜200克，植物油20克，料酒8克，鸡蛋3个，盐适量。

做法

① 鸡蛋磕入碗中，打散后加少量盐搅打均匀备用。

② 苦瓜洗净，去瓤后切片备用。

③ 炒锅洗净，置火上烧干后倒入一半植物油，烧至八成热时，倒入打好的鸡蛋液，炒成蛋花后盛出备用。

④ 将剩下的一半植物油倒入炒锅，置火上烧至六成热时，放入苦瓜片、盐，翻炒至八分熟时，加入炒好的蛋花，翻炒片刻后加入料酒，炒匀后装盘。

保健功效 孕前食用可吸收鸡蛋中的矿物质和多不饱和脂肪酸，以促进孕中胎儿的大脑和视网膜良好发育。吸收苦瓜中的蛋白质、碳水化合物、镁、钙、多种氨基酸、苦瓜苷、苦瓜蛋白、硒、锌、B族维生素和维生素C，可促进孕中胎儿的心脏健康发育。

鸡蛋茭白丝

材料 茭白100克，火腿肠50克，植物油20克，葱10克，鸡蛋3个，食盐、高汤各适量。

做法

① 茭白剥皮后洗净，削掉老茎部分后，切成细丝备用。

② 火腿肠切片备用。

③ 鸡蛋磕入碗中，打散后加少量食盐搅打均匀备用。

④ 葱剥去外皮，切成葱花备用。

⑤ 炒锅洗净，置火上烧干后倒入一半植物油烧至八成热时，倒入打好的鸡蛋液，炒成蛋花后盛出备用。

⑥ 将剩下的一半植物油倒入炒锅，置火上烧至六成热时，加入葱花爆香，再放入茭白丝翻炒，加入食盐和高汤，继续翻炒。

⑦ 等汁稍干后，倒入炒好的鸡蛋和火腿肠片，翻炒均匀即可。

保健功效 孕前食用吸收鸡蛋中所含的优质蛋白质和维生素，可在孕中促进胎儿多种器官的良性、健康发育。

晚餐食谱

紫菜猪肉汤

材料 猪瘦肉100克，紫菜45克，料酒10克，香油、盐、味精各适量。

做法

① 紫菜拣去杂质，切碎备用。

② 猪瘦肉洗净，切成细丝，用料酒和少许盐抓拌均匀，腌渍10分钟备用。

③ 将处理好的猪瘦肉丝和紫菜碎放入洗净的汤锅，加适量清水，置火上大火煮沸后，转小火煮至猪肉丝熟透，然后加入适量香油、盐、味精调味即可。

保健功效 紫菜中含有丰富的钙、磷等矿物质和微量元素。孕期食用，可在孕中促进胎儿骨骼形成，并防止母体发生骨质疏松。

炸熘海带

材料 花生油500克（约耗50克），泡发海带200克，白糖100克，醋80克，淀粉60克，面粉50克，葱、蒜、姜各5克，盐适量。

做法

① 将泡发海带洗净，切成片，放入开水锅中烫一下，捞出沥干水分备用。

② 淀粉和面粉放入碗中，再加入适量清水调成糊，然后将切好的海带片放入糊中，蘸糊挂匀。

③ 葱剥去外皮，掐去根须、摘掉干叶，切成葱末备用。

④ 蒜剥去外皮，切末备用。

⑤ 姜洗净，削去外皮，切成末备用。

⑥ 炒锅洗净，置火上烧干后倒入花生油烧至六成热时，将挂糊的海带片入油中，炸至金黄色时捞出。

⑦ 另起一锅，加入花生油烧热后，把葱末、姜末、蒜末下入，炸出香味，放入醋、白糖少许，用小火熬至汤汁浓时，再放入炸好的海带片，翻锅后加盐调味即可。

保健功效 促进肠蠕动，增加排便量，治疗便秘，帮助身体排毒。孕前食用有助于排出身体多余毒素，增强免疫力。

番茄炒鸡蛋

材料 番茄150克，色拉油20克，水淀粉15克，鸡蛋4个，盐、糖各适量。

做法

① 将番茄洗净后用沸水烫一下，去皮，去蒂，切片待用。

② 将鸡蛋打入碗中，加入盐和水淀粉，用筷子充分搅打均匀待用。

③ 炒锅洗净置火上烧干，然后倒入色拉油，烧至七成热倒入搅打好的鸡蛋液，蛋膨胀后用锅铲炒散，铲出待用。

④ 炒锅留底油，倒入番茄煸炒至成为泥状，然后放糖，同时倒入炒好的鸡蛋同炒。

⑤ 最后加适量盐调味，炒匀后即可出锅装盘。

保健功效 孕前食用可有效防止在妊娠期间出现贫血、黄褐斑和妊娠高血压等病症。

水晶西瓜鸡

材料 西瓜1000克（约1个），白条鸡500克（约1只），冻粉50克，白酒15克，葱、姜各10克，味精、精盐各适量。

做法

① 先将西瓜从五分之四处片一刀，挖出瓜瓤；将白条鸡整理干净，剁成约4厘米长、3厘米宽的块，用开水汆后捞出，清洗备用。

② 姜洗净，削皮后切块备用。

③ 葱剥去外层干皮，切去根须和干黄的叶子，切成滚刀的斜块备用。

④ 锅内加清汤，烧热，放入白条鸡块、葱块、姜块、精盐、白酒、味精，炖至

肉酥烂，将白条鸡块捞出，码放在西瓜里。

⑤ 除去鸡汤浮沫，将冻粉放入汤中熬化，晾凉后，倒入西瓜里，放冰箱冷却，冷却后将瓜皮从上往下切透，呈荷花形，摆于盘中即可。

✳ (保健功效) 补虚健脾。孕期食用可增加食欲，增强体力，为怀孕做好准备。

黄豆鸭肉饺

🥕 (材料) 面粉150克，熟鸭肉120克，熟黄豆100克，熟青豆30克，植物油20克，葱、姜各10克，精盐、味精、白糖、鸭汤、五香粉各适量。

🐟 (做法)

① 将熟黄豆去皮膜，剁成碎末备用。

② 熟鸭肉洗净，剁成米粒状小丁备用。

③ 葱剥去外层干皮，切去根须和干黄的叶子，切成葱花备用。

④ 姜洗净，削皮后切末备用。

⑤ 锅洗净置火上烧干，然后倒入植物油烧至七成热时，加入葱花、姜末爆香，再加入黄豆碎末、鸭肉丁煸炒，加精盐、白糖、五香粉和鸭汤，煮至汤汁将干时加味精，出锅晾凉成为馅料。

⑥ 面粉加热水拌匀，和成面团，揉匀，放在案板上摊开晾凉，揉匀揉透，饧面片刻，再稍揉几下，搓成长条，揪成小面剂，压扁，再擀成中间稍厚的圆形面皮，包入馅料，捏成4个角，然后将相邻的两个角的前端捏拢，成一个小孔，再将另两个角推捏成褶，最后在小孔内放上一粒熟青豆为饰，即成饺子生坯。

⑦ 把饺子生坯放入小笼里，摆成美观的图案，锅上大火蒸熟，原笼垫盘上桌。

✳ (保健功效) 滋阴养胃，健脾益气，利水消肿。孕前食用有助于预防受孕后常见的妊娠水肿。

海米豆腐

🥕 (材料) 豆腐400克，海米50克，植物油20克，水淀粉15克，葱、姜、蒜各5克，精盐、味精、香油各适量。

🐟 做法

① 豆腐洗净，切成丁后用沸水焯烫一下去掉豆腥味，然后捞出沥干水分备用。

② 海米洗净，加开水泡发后，切成末备用。

③ 葱剥去外皮，掐去根须，摘掉干叶，切成葱末备用。

④ 蒜剥去外皮，切末备用。

⑤ 姜洗净，削去外皮，切成末备用。

⑥ 炒锅洗净，置火上烧干后倒入植物油烧至七成热时，放入葱末、姜末、蒜末爆香，然后加入豆腐丁略炒，随即加入适量水和精盐、味精，小火烧5分钟，再改中火，将海米末放入炒匀。

⑦ 将水淀粉倒入炒锅中，勾好芡后淋少许香油即可出锅。

⊛ 保健功效 滋阴补肾。孕前食用可增强免疫力和身体素质，为受孕做好准备。

蘑菇沙拉

🥕 材料 草菇50克，金针菇25克，干香菇20克，胡萝卜15克，嫩玉米10克，白醋、盐、橄榄油、蜂蜜各适量。

🐟 做法

① 干香菇用水泡好后洗净切片备用。

② 草菇洗净后，切片备用。

③ 金针菇洗净后，切去黏结成块的底部，然后切成段，用沸水焯烫断生后捞出，迅速用冷水冷却后捞出，沥干水分备用。

④ 胡萝卜洗净，削皮后切成小丁，用沸水焯烫断生后捞出，迅速用冷水冷却后捞出，沥干水分备用。

⑤ 将处理好的所有材料一起放入沙拉碗中，并加入白醋、盐、橄榄油和蜂蜜，搅拌均匀即可。

⊛ 保健功效 蘑菇含有多种抗病毒成分，可以增强身体的免疫力。孕前食用，可有效预防孕妇患感冒的可能。

三杯鸡翅

🥕 **材料** 鸡翅600克，炒香芝麻少许，醋、糖、水各30克，姜10克，盐适量。

🐟 **做法**

① 材料洗净，鸡翅放入沸水中煮3分钟，捞出后用清水冲洗干净，沥干水分备用。

② 把处理好的鸡翅重新放入沸水中小火煮15分钟至鸡翅全熟，冲洗干净后放入凉水中浸冷，约1小时，取起鸡翅，沥干水分备用。

③ 姜洗净，切成片备用。

④ 把醋、糖、水调成的调味汁和姜片一起放入锅内煮滚，待完全冷后倒入鸡翅内，用保鲜纸盖密，冷冻12小时便入味，盛出后洒少许芝麻即可。

❋ **保健功效** 鸡翅含有丰富的胶原蛋白及弹性蛋白，孕前食用可在受孕后促进胎儿的血管、皮肤及内脏发育。

栗子鸭肝汤

🥕 **材料** 栗子肉250克，鸭肝80克，清汤50克，净鸭肫40克，水发香菇、橘汁各15克，水淀粉、料酒、酱油、植物油各10克，白糖、香油各适量。

🐟 **做法**

① 材料洗净，净鸭肫切两半后剔除筋膜，鸭肝去掉血管，每副大叶切3块，小叶切2块。切好的鸭肝、净鸭肫块一并盛在碗里，用酱油、料酒拌匀，腌渍20分钟备用。

② 炒锅洗净，置火上烧干后倒入植物油烧至五成热时，下入腌好的鸭肝块、净鸭肫块炸至六成熟盛出，沥干油备用。

③ 栗子肉也放入油锅炸熟，捞出沥干油备用。

④ 把炸好的栗子肉、鸭肝块、鸭肫块和水发香菇、酱油、白糖、橘汁一起放入锅中，翻炒3分钟后加入适量清汤，小火煨20分钟，出锅前勾芡，滴少许香油即可。

❋ **保健功效** 栗子是碳水化合物含量较高的干果品种，能供给人体较多的热能，并能帮助脂肪代谢，保证机体基本营养物质供应，提高体质，为受孕做好准备。

孕前居家健康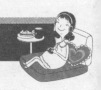

❀ 孕前清除家中"障碍物"

对于处在备孕阶段的女性来说，营造一个健康、安全的家居环境非常重要，例如室内环境污染会影响精子、卵子成活率，导致不孕、流产或影响胎儿发育，造成胎儿畸形。而家居布置不合理，还可能令女性在怀孕后发生意外。由此可见，孕前居家安全的问题不容忽视。

1. 注意居室装修

装修中会使用各种材料，如油漆、涂料、黏胶剂、板材等，这些装修材料中含有甲醛等化学成分，如果浓度过高，会明显降低精子的活力，降低女性怀孕的概率，即使怀孕也可能导致畸胎、流产风险提高。因此，在选择装修材料时一定要选甲醛含量低的环保材料和家具，不要购买含苯的涂料或黏胶剂。在房子装修好后，最好通风一个夏季再入住。

2. 窗帘、床上（沙发）用品等使用前先清洗

窗帘、床单等纺织品中含有一定的甲醛成分，为了避免与人体接触，买回来后应先在清水中充分浸泡、水洗，并在通风处晾晒后再使用，以减少残留在织物上的甲醛含量。

3. 定期清洗空调

空调是最容易积灰、滋生细菌的地方，如果长时间不清理，细菌和灰尘就会随着冷暖风"侵袭"整个房间，容易引起呼吸道疾病，并可能在怀孕后"传染"给胎宝宝。因此，在此阶段，空调一定要定时清洗，平时可按说明书把滤尘网取下来，使用专用清洁产品冲洗干净。如果空调已连续使用三

年，需由专业人员做专业、系统的清洗维护。

4. 经常清理布艺沙发

相对于其他沙发，布艺沙发重量轻巧，造型多样，很受女性欢迎，不过它的不足之处是织物纤维非常容易沾上灰尘和其他脏物，还容易吸潮，如果没有及时清洁可能会滋生真菌、螨虫，污染居室环境。一般来说，布艺沙发最好每周能做一次除尘，可先用干毛巾拍打或使用小型吸尘器清除沙发表面浮尘，然后用湿抹布擦拭。每过一段时间，还应将沙发套拆下来进行清洗。如果不常清洁，布艺沙发可能会滋生真菌、螨虫，污染居室环境。

温馨提示

除了布艺沙发外，枕头、被褥等床上用品也要定期清理。比如，枕芯是米糠、荞麦皮等，最好定期更换填充物；被褥等要定期在阳光下晾晒消毒等。

5. 消除产生噪声的因素

噪声是影响受孕和健康怀孕的一大因素，高强度的噪声会对内分泌系统造成不同程度的影响。例如造成甲状腺功能亢进，增强肾上腺皮质功能，导致基础代谢率升高、性功能紊乱、月经失调等，进而影响生育功能。所以在这一阶段，必须把这个问题解决。

① 为隔绝室外噪声干扰，窗户宜采用密封和双层真空玻璃。

② 家具宜选择木质的。

③ 如果楼上噪声较大，在天花板装上吸音板，能减少噪声下传。

④ 对付管道噪声，可在管身外包覆吸音板，吸音板内再粘一层海绵或者厚度在1厘米以上的聚氯乙烯泡沫板，就可以隔音消噪了。

⑤ 冰箱在运作时会发出嗡嗡的噪声，首先保证冰箱放在平坦、牢固的地方，然后在冰箱底座四个角加上胶皮垫等，可将噪声降至最小。此外，冰箱顶上尽量不要放置杂物，以免因共振而产生噪声。

6. 居家安全细节

① 将常用的物品放在便于取放的地方，特别是衣柜中的衣服，摆放方式要进行适当调整，尽量减少怀孕后可能过度抬手或弯腰的可能。

② 卫生间、厨房等易滑倒地方加放防滑垫，在马桶、淋浴器墙边安装扶手，以便怀孕后如厕或淋浴。

③ 让容易绊脚的物品，如电源线等，不要放在经常走动的位置，而是流出最大空间，以方便怀孕后活动。

④ 将晒衣架或晒衣绳位置调低，以免晾晒衣服时伸取不便。

⑤ 如果有定期变换家具位置的习惯，备孕阶段最好暂时停止，以免怀孕后不熟悉家具摆放而发生碰撞等。

✿ 孕前不宜疲劳

有的女性为了能减少怀孕后的工作负担，往往加班加点工作，工作强度大大提高。还有的人在结婚后就立刻准备怀孕。我们说，这两种做法不利于优生。疲劳，特别是女性处于疲劳状态，不但会影响性生活质量，损害身体健康，还会影响到卵子质量以及精卵结合后的胚胎、胎儿的正常发育。因此，女性在备孕阶段，无论是工作还是日常生活都要量力而行，懂得用缓解疲劳的小窍门来保护自己。

1. 避免久坐（站），适当活动

久站或久坐都会引起腰背部疲劳等，最好每隔40分钟左右休息10分钟，做做伸展、踢腿等动作，可有效改善血液循环障碍，缓解局部疲劳。除了伸展、踢腿外，这里再给大家介绍几个小动作。

（1）双人互背　两个人背靠背站立，双臂相挽，一人将对方慢慢背起，腰缓缓向下弯，直到对方脚离地至最大限度，保持3～5秒，再将对方放下去。交替做相同动作，反复多次。

（2）挺胸弯腰　自然站立，深吸一口气，挺胸抬头，呼气的同时慢慢向前屈身，直至上身与地面平行，再慢慢回到起始位置，每天做2～3次，每次做10～20个。

（3）全身摇摆　自然站立，双臂垂在身体两侧，双目微闭，放松肩膀、身体，全身如同瘫软般左右摇晃3～5分钟。

2. 洗热水澡、泡脚

洗热水澡有助于缓解全身疲劳，为了减少对心脏和肺部的压迫，女性最好选择半身浴，并遵循一定的步骤。

步骤一：先准备好1～2杯温开水，浴缸中放好洗澡水，水温在39℃左右，可滴入几滴具有安抚神经、缓解疲劳的精油，如薰衣草精油、丝柏精油、天竺葵精油等。

步骤二：按照从足部到上身的方向进行淋浴，使身体变暖，然后坐入水中，保持胸部以上在水面上，泡澡20～30分钟。

步骤三：轻轻按摩足踝、小腿、大腿、腹部等处，继续泡5分钟。饮用温开水，继续泡5分钟，最后出浴缸，用温水进行淋浴。

除了泡澡外，每晚临睡前泡脚，也可以缓解一天的疲劳，同时有利于睡眠。泡脚水温在37℃左右，将双脚泡入水中2分钟左右，使其适应水温，然后再慢慢加适量热水，使水温保持在42℃。泡脚水量宜没过脚踝，每次时间在30～40分钟，泡脚的同时还可以对踝、足底进行按摩。不是所有的人都可以泡脚，患有严重心脏病、脑出血未治愈、皮肤病、皮肤外伤或烫伤、严重血栓等的患者不适合泡脚。

3. 按摩

当你感到疲乏无力、精神不振时，适当按摩可以迅速消除疲劳。

（1）用拿捏的手法，自腋窝起按摩至手腕，自髋关节起按摩至足踝，时间为5分钟。

（2）俯卧，请家人用掌根自上而下轻轻揉按背部5分钟。

（3）双手十指从上至下按揉全头，持续3分钟。再从额中间向两侧反复分抹，重复3分钟。

4. 喉式呼吸

喉式呼吸是利用喉部肌肉将气体送出去，在这一过程中喉咙会发出"呼噜"的声音，能够降低心率，抑制过于兴奋的神经，缓解身体、精神上的疲劳。喉式呼吸的方法很简单，静坐，小腹始终保持紧绷状态，用鼻腔反复深呼吸，调整好呼吸节奏后，用鼻腔吸气，尽量使肺部充满空气。呼气时，气体缓缓从喉咙通过，"力度"以喉咙能发出"呼噜"声音为宜，但声音不要太大，持续时间以将肺部空气完全排空为止，放松横膈膜。反复重复数次，在熟练后可将吸气也改用喉咙"操作"。

❀ 安排孕前的健身锻炼

俗话说："种瓜得瓜，种豆得豆"，想要顺利受孕，让腹中的宝宝能健康生长，首先妈妈的身体素质是关键，只有身体好了，才能为宝宝提供良好的孕育环境。同时，女性在怀孕、分娩时，需要消耗大量体力，可能感染各种疾病，身体虚弱不但会影响胎宝宝发育，还会导致子宫和腹肌收缩能力弱而影响顺利自然分娩。因此，女性如果能在孕前半年到一年就开始进行有计划的运动，改善体质，提高身体耐久性，对受孕、怀孕和生育是很有好处的。

由于女性的力量小、耐力相对差，而柔韧性和灵活性较好，宜选择健美操、游泳、快走、慢跑、瑜伽等全身性运动，这些运动对体力要求较低，但又具有相当的运动强度，能消耗体内过多的脂肪，有助于促进肌肉发育，强健身体。另外，女性还要做一些腹肌和骨盆底肌的锻炼，如仰卧起坐、提肛运动等，以提高骨盆底肌力量。

不过要注意的是，即使是低、中强度的运动，女性在操作时也要保证适当的运动量，以达到健身的最终目的。下面介绍几种常见运动的注意事项。

1. 快走

快走无需专门场所，在保证安全的情况下，公园、操场、郊外等都是不错的场地选择。而且快走的时间比较灵活，如果离单位不是很远，不妨上下班时步行；如果离得较远，可以提前一站下车步行至单位或家，除此以外逛街、遛弯时也可以同时进行快走。快走每周至少3次以上，每次持续时间为30分钟以上。

2. 爬楼梯

爬楼梯也是一项很好的运动锻炼，对心、肺、肌肉、关节有一定锻炼作用，而不会伤害骨关节、韧带等。由于爬楼梯对心血管系统有一定的刺激，体型较胖或患有心血管疾病的人，不要一口气爬四层以上的楼梯，而宜采用间歇登梯法，即以缓慢速度爬2～3分钟就休息一次，每次休息3分钟，次数不限，总时间为10分钟，每天一次。持续数周后，总时间可延长至15～20分钟，以后可将锻炼次数增至每日两次，这种间歇登梯法也适合刚开始爬楼梯的人，如果楼层很高，可先爬一半，再坐电梯上楼。如果你所处的楼层较低，可以使用循环登梯法，即到达所在楼层后，再下至一层，如此反复循环，每次上下楼5～10分钟，逐渐延长时间。

3. 游泳

游泳能增强心肌、肺部功能，并能增强人体抵抗力，想要达到锻炼效果，每次至少游1.5～2个小时。对于初学者或体力较弱者，可以先连续游3分钟，休息两分钟。然后再游两次，每次3分钟，休息1～2分钟。如果此时没有吃力感觉，接下来以均匀和缓的速度游，休息3分钟，再重复两组。如果此时身体感觉很轻松，可以将每次持续时间延长至20分钟，如果感觉吃力则在休息后重复前两次游泳运动量。游泳全程都要注意呼吸，即头出水面后充分吸气，进入水里缓缓吐净。

4. 散步

散步运动量最小，适合晚上进行，特别是吃完晚饭后不要坐在沙发上看电视，最好在饭后半个小时到室外空气清新的地方散步，时间为20～30分钟，散步的同时可活动活动四肢、躯干。散步回来后，可适当做做按摩、泡脚，做几节简单的床上体操，以消除疲劳，调节精神，促进睡眠。

5. 慢跑

慢跑能增强肌肉耐力，提高心肺功能，并能促进血液循环和新陈代谢。刚开始进行慢跑时间不要过长，先给自己5分钟的热身时间，即身体出现微热。此时如果身体感觉不吃力，可以较大步伐，中速慢跑5～6分钟，当身体微微出汗时继续跑10分钟。此运动量可持续10～20周，在体力允许的情况下降慢跑时间延长至30分钟、45分钟、60分钟，最常不能超过2个小时。

无论每次慢跑持续多长时间，都要保证全程的步伐、呼吸节奏一致，一旦出现气急、喘粗气、面红耳赤等现象，说明步速过快，应适当放慢速度。如果无法以慢跑形式坚持全程，可采用慢跑、步行交替的方式，待适应慢跑后再逐渐减少步行时间。

温馨提示

备孕阶段应暂时远离踢球、打网球等剧烈、冲撞力大的运动，以免生殖器官在运动过程中受到损伤。

孕前如何与宠物"和平共处"

很多准备怀孕的家庭，担心宠物有寄生虫，会影响备孕和怀孕，只能忍痛暂时放弃饲养宠物。难道宝宝和宠物真的是不可兼得吗？确实，宠物身上有弓形虫，会通过口腔进入人体繁殖生长，并通过胎盘传染给胎宝宝，最常见的危害结果就是怀孕三个月就流产、怀孕六个月致畸形胎或死胎。不过，这种危害并不是绝对的，弓形虫卵通常隐藏在粪便中，只要不直接用手接触，并做好预防措施，一般是不会直接传染的。

① 定时给宠物做驱虫，打预防针或疫苗。

② 只给宠物喂熟食和成品宠物食品，不要喂生食；外出时一定要看好宠物，以免它们吃了被粪便污染了的食物。

③ 注意日常卫生，宠物粪便每天都要定时清除，定期对家里做大扫除。打扫时，应穿上打扫专用服（普通衣物即可，打扫后即脱下），戴上手套。打扫完毕后要认真洗手，并将香皂等洗涤用品冲洗干净，避免二次污染。

④ 给宠物长期佩戴除虫颈圈，一旦发现皮肤异常或剧烈瘙痒等状况，应进行驱虫，并去专门医院进行治疗。

⑤ 不要让宠物上沙发、床，不要搂着宠物睡觉，不要与宠物有口唇处的接触。

⑥ 定时给宠物洗澡，使用专用洗涤用品；接触宠物后，一定要勤洗手、勤换衣服、勤洗澡。如果觉得换衣服比较麻烦，不妨准备几件专门的衣服，与宠物亲热时穿。清洗衣服时，一定要单独在一个盆里（专用盆）洗，必要时使用消毒剂，并在阳光下曝晒。

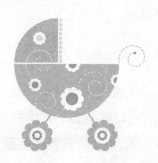

慢性病女性的孕前调理

⚙ 贫血女性的孕前调理

女性在怀孕期间，由于身体发生变化，血液被稀释，容易出现生理性贫血。这种生理性贫血一般来说对准妈妈和胎宝宝的健康没有太大危害，但如果准妈妈在孕前就有贫血情况，孕后就更容易因营养不良加重贫血，不仅会造成胎儿发育迟缓，甚至死胎，还会引起贫血性心脏病并心力衰竭、产后出血、产后感染等。故有贫血的女性在孕前调理身体，甚至治愈贫血尤为关键。

1. 积极治愈可能引起贫血的疾病

慢性肠炎、慢性胃炎、月经过多等病症会造成大量失血，引发各种贫血症状，以慢性胃炎为例，大量失血后会伴有两种贫血症状：一是巨幼红细胞贫血，二是缺铁性贫血。单治疗这两种贫血效果并不好，只有将原发病彻底治愈后，贫血症状才能随之消失。因此，在孕前要积极治疗这些疾病。

2. 适当增加铁质摄入

要改善贫血症状，应均衡摄入动物肝脏及血液、蛋黄、谷类、菠菜、萝卜、芹菜、金针菜、黑木耳、大枣、红糖、粗炼蜜糖、红豆等富含铁质的食物，保证身体每日对铁质的需求。

3. 少吃含有干扰铁质吸收的食物

杏仁、腰果、巧克力、碳酸饮料等含有草酸，啤酒、糖果、咖啡等食物中含有添加剂，茶中含有鞣酸，咖啡中含有多酚类物质等，均会影响铁质吸收，应少食或不食。菠菜、芦笋等蔬菜虽然含有草酸成分，但将它们焯烫后草酸含量就会大大减少，不影响贫血者食用。

4. 提高肠道对铁的吸收

有些食物虽然不含铁质，但是丰富的维生素C、优质蛋白质、铜、叶酸等营养元素，或能促进肠道对铁质的吸收，或能帮助制造血红素。这一类食物有蔬菜、水果、蛋类、鱼虾、肉类、豆类等。

5. 补充叶酸和维生素B_{12}，慎服钙、铁及抗酸药

叶酸、维生素B_{12}摄入不足或吸收不良会导致巨幼红细胞贫血，除了从食物中补充外，叶酸缺乏者可每天口服叶酸3次，每次10毫克，直至贫血及症状完全消失；维生素B_{12}缺乏者，每日肌注维生素B_{12} 1次，2周后每周增加至2次，血象恢复正常后减至每月注射1次，直到贫血及症状完全消失。

由于女性怀孕后对铁质需求很大，可在孕前医生指导下口服铁剂、钙剂及抗酸药等，但要与食物分开服用，以免影响铁质吸收。

⚙ 高血压病女性的孕前调理

高血压病是一种顽固的慢性疾病，需要长期治疗，特别是备孕前更应当将血压控制在一定程度上。高血压病会令血管发生病理性改变及出现缺血等情况，怀孕后血压会进一步升高，加重缺氧、缺血问题，使胎儿在母体内会因缺氧或摄入营养不足而造成发育迟缓、早产、流产等问题。因此在备孕前，一定要先对血压进行调理。

1. 继发性高血压病

继发性高血压病是由慢性肾炎、大动脉炎等疾病引起的，检查出后先不要急着服用降压药，而是应配合医生先把原发病解决或控制好，当原发病得到改善或治愈后，部分人的高血压就会随之降低或者治愈，这时可以放心地怀孕了。

2. 原发性高血压病

原发性高血压病产生的原因不明，因此相对继发性高血压病，调理起来比较麻烦，但并不是毫无办法的。

（1）服药与否遵循医嘱。如果使用二联药治疗高血压病，可以将血压控制得很好，可在医生指导下停药，停药半年后再准备怀孕。如果使用二联药后仍无法控制血压，则不宜停药，可在医生指导下，提前半年把降压药换成对妊娠影响较小的类型。

（2）将血压长期控制在140/90毫米汞柱以内。不过即使血压控制稳定了，也不宜立刻怀孕，还必须先排除心脏病、肾功能损伤等并发症。

（3）合理膳食，均衡摄入优质碳水化合物（大米、粗粮、芋头等）、脂肪（特别是不饱和脂肪酸，如酸奶、燕麦、葵花子、芝麻、核桃、豆类等，适当摄入猪瘦肉、鸡肉、牛肉等含饱和脂肪酸的食物）以及膳食纤维、维生素和无机盐（各种蔬菜、水果、谷物等）。

温馨提示

　　无机盐中的钙对控制血压有一定帮助，钙能促进体内高钠所致的尿钾排泄，并能抑制甲状旁腺生成多肽物质（又被称为致高血压因子）。

（4）每餐只吃七分饱，并合理安排三餐热量，每天宜摄入粮食500克，蔬菜500克，肉类50～100克，鱼50～100克，豆类50～100克，蛋1个，牛奶100克，油脂10～25克。

（5）低盐饮食，每人每日摄盐量不超过3毫克，少吃或不吃腌菜、罐头、方便面等食物，这些食物中含有大量盐分，对健康不利。

（6）可进行适当的体育运动，以增强体质、维持正常体重等。适合高血压病患者的运动有步行、健身球、瑜伽、气功、太极拳、慢跑等中低运动量、动作缓慢缓和的全身性项目。无论进行哪种运动，都要注意强度、时间和频率。

温馨提示

运动强度是根据高血压病患者的心率而定的，最大心率＝210−年龄，然后再用得数乘以70%，以一名28岁的高血压病女性为例，210−28=182，182×70%=127.4。也就是说，这名女性运动时每分钟的心率不应超过127.4。这一数值并不是固定的，还应结合平日的心率、运动时血压变化及其他情况进行调整。

运动最好安排在下午或傍晚，持续时间根据不同项目而定，如散步、慢跑每天30～60分钟，游泳每天30分钟左右，太极拳等每天45分钟左右，频率既可每日一次或两次（将一日运动量分两次完成），也可隔日一次，可根据具体情况安排。

（7）劳逸结合，注意休息，为避免睡眠不足可适时午睡，但不宜长期卧床休息，以免加重病症，或导致头晕、浑身乏力、胃肠功能减弱等。

（8）经常用梳子梳梳头，能起到疏通经络、活血化瘀的作用。梳子最好选择圆头的木梳、牛角梳等，贴在头皮上，适度用力按照由前向后的方向梳，每次梳200～300次，速度为每分钟50次左右。

糖尿病女性的孕前调理

简单来说，糖尿病就是一种代谢紊乱综合征，如果糖尿病患者在备孕阶段血糖仍未控制到正常范围，就可能影响怀孕，即使受孕也会影响到胚胎的正常发育，导致胎儿畸形，甚至死胎、流产、新生儿低血糖等。尽管糖尿病女性怀孕有种种危险，但并不意味着不能怀孕。事实上，如果在准备怀孕前咨询糖尿病专科医生，把握糖尿病患者怀孕前的注意事项，并积极采取相关措施来控制病情，就能大大降低这些风险，并可能有助于避免在孕期患上先兆子痫。

1. 进行必要的检查

在孕前进行心脏、肾功能和眼底检查，确认有无合并心脏缺血、肾病和微血管病变，了解病情程度，以便确定自己是否适合怀孕。同时，还应到专门的妇产科进行孕前咨询，将自己的情况告知妇产科医生，请他帮助选择适合的怀孕时间，并给出相应的方案，以便使自己能在整个孕程中将血糖尽量控制在正常或接近正常的水平上。

温馨提示

患者应调整血糖，使糖化血红蛋白检验结果在正常范围内，并在胰岛素持续平衡3～6个月后再怀孕，才会减低胎儿出现缺陷的危险性。

2. 重新选择药物

糖尿病与高血压不同，是否需要终生服药不可一概而论。例如，占糖尿病发病人群95%左右的2型糖尿病患者，在给予正规、科学的医学干预后，可能有相当部分的患者仅靠科学运动和科学饮食疗法就能控制血糖和病情，而不必终生用药。不过，这也有例外，女性在怀孕后，身体激素发生改变，糖尿病病情可能随之加重，据临床观察，大多肾脏、心脏、中枢神经系统出生缺陷问题都发生在孕期前7周，因此不管是哪一型的糖尿病患者在备孕阶段最好不要停药。为了降低药物可能对胎儿造成的影响，可在医生指导下将口服降糖药改为胰岛素。

除了胰岛素外，患有糖尿病的女性在孕前还应服用超过正常剂量（400微克）的叶酸补充剂，糖尿病专科医生的推荐量一般是每天5毫克，一直服用到怀孕第12周左右。

3. 减轻体重

患有糖尿病的女性每天锻炼30 ～ 40分钟，并坚持健康饮食，使体重减少5% ～ 7%，可以使血糖降低，并在孕后保持稳定状态。这是因为糖尿病特别是2型糖尿病，发病原因之一就是腹部脂肪增多，导致其所分泌的细胞因子产生胰岛素抵抗所致。如果体重减轻，尤其腹部脂肪减少，就会减轻对胰岛素的抵抗，因而对病情有利。强调一下，这里所说的体重减轻不是爆发性的，而是逐渐的，每个月减0.5 ～ 1千克，这个减重速度一般应坚持半年，半年后速度可放慢。

4. 注意饮食

患有糖尿病的女性除了遵循医嘱进行科学饮食（如多吃蔬菜、全麦食品）外，还应注意以下问题。

① 适当减少每日摄入的脂肪量，一般来说脂肪摄入应少于每日所需热量的30%。

② 适当摄入碳水化合物，成年患者每日碳水化合物摄入量应控制在200 ～ 350克，肥胖者酌情可控制在150 ～ 200克，且尽量避免单糖和双糖，食用多糖类的淀粉。

③ 蛋白质摄入量不超过每日总热量的15%，以每日每千克体重0.8 ～ 1.2克为宜，备孕女性可酌情加至1.5克左右。

④ 大多数含有维生素和无机盐的蔬菜（叶类、瓜类）含糖量较低，每天摄入量不必严格限制。而荚豆类蔬菜含糖量较高，不宜多吃，食用后还应相应减少主食量。

5. 适度锻炼

适度锻炼不仅是为了减重，还是为了增强个人体质，以免怀孕后受到各种病毒侵害，而加重糖尿病病情。糖尿病患者适合全身型的有氧运动，如练瑜伽、踢毽子、步行、游泳、慢跑等。但是，在运动前要咨询医生，确定适合自己的运动方式和运动量。运动前还要检测血糖，如果血糖高于7.8毫摩尔/升则不宜运动，如果血糖过低则应及时加餐，待血糖恢复后再运动。

除此之外，还应把握好运动时间和频率，注射胰岛素后1小时左右才宜运动，病情较轻无需注射胰岛素的患者可以在下午运动，运动频率是每周3～5次。

6. 注意私处清洁

患有糖尿病的女性阴道内的糖含量超过正常标准，会增加阴道内的酸度，从而为细菌提供滋生的环境，易诱发阴道炎等妇科病。为了保证私处清洁，女性应每天或者隔天清洗一次私处；病情较重或私处有炎症时，可在医生指导下使用妇科洗液清洗。

✿ 心脏病女性的孕前调理

心脏病是心脏疾病的总称，包括风湿性心脏病、先天性心脏病、高血压性心脏病、冠心病、心肌炎等。患有心脏病的女性在怀孕后可能会出现一系列风险：怀孕后身体代谢旺盛，会大大增加血液循环总量，而子宫的膨大又会间接影响血液回流，加重心脏负担；分娩时，子宫的收缩和产妇自身用力，会令心跳加速；宝宝出生后，腹压突然下降、胎盘血流循环停止，都会导致母体回心血量增加，也会加重心脏负担。在这些因素的作用下，患心脏病的女性更容易发生心力衰竭。

当然，上面这些情况都是患心脏病怀孕后不可避免的情况，这些情况是否造成危害以及其危害的严重程度却是与心脏病病情轻重有关的。换句话说，患心脏病的女性能否怀孕、分娩，主要取决于心脏功能的强弱。如果是三级心功能不全，原则上是不宜怀孕的，但如果已经怀孕，需要在医生做适当的处理及严密监护下才能继续妊娠、分娩。四级心功能不全或有下面情形之一者，绝对不能怀孕、生育的，一旦发现怀孕，为了自身生命安全，应立即终止妊娠。不能怀孕的情形有：风湿性心脏病伴有房颤或心率快难于控制者；心脏有明显扩大或曾有脑栓塞而恢复不全者；有心力衰竭病史或伴有慢性肾炎、肺结核者；严重的二尖瓣狭窄伴有肺动脉高压的风湿性心脏病、心脏畸形较严重或有明显发绀的先天性心脏病而未行手术者。

如果是一、二级心功能不全，怀孕、分娩的危险性相对较低，女性可以在医生的指导下做好充分的怀孕准备。

1. 重视治疗和检查

及时寻求心脏病专家和产科专家的指导和帮助，并加强孕前检查、保健。有条件者最好申请家庭访视，以免因往返医院而劳累，加重心脏负担。

2. 预防呼吸道感染

呼吸道感染是导致心力衰竭的常见原因，女性在备孕阶段，尽量少去空气污染的地方，尤其是人较多的公共场所；保持个人卫生，毛巾等要定期消毒；保持室内空气流通，天气状况好转时可进行户外运动，提高身体素质；适量补充富含维生素A和β-胡萝卜素的食物，如番茄、紫甘蓝、红薯、玉米、韭菜、菠菜等，这些营养元素能增强呼吸道上皮和免疫球蛋白功能，可起到预防呼吸道感染或促进疾病痊愈的作用。除此以外，银耳、百合、莲子、梨、荸荠、豆浆等具有滋阴润肺的功效，对呼吸道也大有裨益。

3. 保证充分休息

良好的睡眠与预防、调养心脏病有非常大的关系，睡眠不足（少于5～7个小时）可能会造成血管受损，从而影响心脏健康，除了心脏病外，睡眠不足还和其他一些疾病有关，如糖尿病、肥胖症、癌症等。相关研究证明，每晚保持充足的8小时睡眠，可能会降低全年任何时候患心脏病的风险，而对于本身已患心脏病的女性来说，为了保证顺利受孕、怀孕及分娩，睡眠时间应当在此基础上增加至10小时。

4. 适度进行运动

一二级心功能不全的轻症心脏病患者可进行运动，但运动量和强度应控制在合理的范围内，即运动时脉搏在104～120次/分钟。适合一二级心功能不全患者的运动方式有散步、慢跑、做医疗体操、打太极拳等。

（1）散步　可以使心肌收缩力增强，扩张外周血管，提高心功能。每次散步在20～60分钟或800～200米，每日1～2次；步速应和缓、均匀，如果身体状况允许可适当提高步行速度。

（2）慢跑　可选择原地慢跑或移动慢跑，可增强心肺活力，改善心功能。每次慢跑时间在20分钟左右，速度以身体微汗、呼吸平稳为宜。如果感觉有点吃力，可采取慢跑与步行交替的方式。

（3）太极拳　经常打太极拳可以使心脏冠状动脉供血充足，提高心肌收缩力，改善呼吸系统功能，有助于静脉血回流。体力较好的女性可练全套传统太极拳，体力较差者可练简化式太极拳，或者只练个别动作。运动量以稍感疲劳为度，如稍微有心慌、气短等感觉，应立即停止练习。

温馨提示

由于很多心脏病患者都是在运动时发病，因此还要特别强调一些运动注意事项。

（1）是否加大运动量应以运动结束后10分钟，心跳次数是否超过100次/分钟为界限，如果在100次/分钟以上，就不应再加大运动量，并根据实际情况适当减少运动量。

（2）运动时间应安排在下午及晚上，最好避开心血管事件"高峰期"，即上午6～9点。

（3）空腹、饱腹均不宜运动，进餐与运动至少间隔1小时以上。

（4）运动时的环境温度不宜过高或过低，最适宜的温度是4～30℃。

5. 饮食调理

（1）少食就是少吃高脂肪、高胆固醇、盐等，如肥肉、油炸食品、动物内脏、罐头食品等；少吃或不吃含水量较多的水果，适当控制饮水量等，以免增加心脏负担。

（2）多食包括多摄取富含膳食纤维、维生素E、维生素P、钾等营养素的食物，如燕麦、糙米、豆类、花生、芹菜、茄子、韭菜、洋葱、蘑菇、苹果、樱桃、香蕉等。特别是苹果，它富含抗氧化剂，经常食用有利于心脏健康运转。

⚙ 肾脏病女性的孕前调理

正常情况下，女性怀孕后，肾功能会发生较大的改变，同时还有可能患上妊娠高血压综合征，引发水肿、蛋白尿、血压升高等一系列问题，这些对于原本就患有肾脏疾病的女性来说，无疑是雪上加霜。

那么，患有肾脏病是不是就与怀孕"无缘"呢？通常情况下，需要分情况而定。原发性急性肾小球肾炎经过治疗痊愈后，受孕、怀孕一般没有什么危险，但最好在痊愈三年后再备孕会更安全。肾病综合征如果没有伴随高血压，在肾功能正常时可以正常妊娠。肾病综合征伴有高血压、慢性肾小球肾炎、肾功能衰竭以及有膀胱炎、肾积水等重症感染性肾病，危险非常大，不宜怀孕。

属于适宜怀孕范围的女性，在备孕阶段应做好孕前调理，以最大限度降低肾脏病对受孕、怀孕的影响。

1. 向专业人士咨询

如果属于适宜怀孕的范围，且病情稳定，血压、肾功能也正常，可向肾病科医生进行咨询，了解自己的病情是否能耐受怀孕，是否可以妊娠。同时，在备孕阶段应当定期到医院进行检查，以便及时发现情况及早解决。

2. 饮食调理

原则上，原发性急性肾小球肾炎在治愈后，即可转为普通饮食，但为了保证妊娠安全，还是应适当限制盐、蛋白质和饮水的摄入，特别是植物蛋白，如黄豆、豆腐、豆皮等豆类及其制品。饮食方面，还要以清淡易消化为主，可多吃一些新鲜水果和蔬菜，忌油炸、辛辣、肥腻等刺激性食物；根据医生指导，适量摄入鱼、虾、牛肉、羊肉、鸡蛋等发物，避免加重胃肠道和肾脏负担。

患有肾病综合征的女性，如果水肿未消，应当适当限制水、钠的摄入量。此外，由于尿中会排出大量蛋白，造成低蛋白血症，可进食含有优质蛋白质的食物，如牛奶、鸡蛋、瘦肉等，每日100克左右为宜。

3. 适度运动

患肾病综合征的女性，应在医生监督下积极运动，适度的运动锻炼可改善血液循环，促进病变肾脏的修复。而急性肾小球肾炎已痊愈者，也可通过运动来提高肾脏功能，防止肾病发作。

由于肾病患者运动时，肾血流量下降程度比正常人更大，宜选择低强度运动，可避免引发运动型尿蛋白和运动性血尿。适合肾病患者的运动有散步、慢跑、做健身操、打太极拳等，每分钟心率应保持在最大心率的60%，最大心率=210-年龄，每次运动时间为40～60分钟。运动前要充分热身，运动后还要做10分钟左右的伸拉放松运动，伸拉动作运动的部位主要是腰腹部，力度应舒缓。

4. 保证良好睡眠

对于患肾病的女性来说，睡不好觉往往易令血压升高，并且会对肾脏等器官产生不良影响。为了保证良好的睡眠，睡觉前不宜饱食、大量饮水等，同时还要调养情志，不要忧思过度。如果睡眠确实出现问题，可在医生指导下服用养心安神的中成药，自己不能擅自服用。

5. 避免疲劳

久坐、久卧、久视、久立、久行、房事过多等都会造成"过劳"，而诱发或加重肾病。因此，对于患有肾病且在备孕阶段的女性，应合理安排工作，劳逸结合，尤其要计算好排卵期，适度减少性生活。

6. 保持大便通畅

保持大便通畅，不仅可以预防或缓解尿路感染，还能降低血液中肌酐及尿素氮的水平，因此患肾病的女性应多吃一些富含膳食纤维的食物，如芹菜、糙米等，或者定时喝蜂蜜水，以达到润肠通便的目的。如果便秘问题相对较重，应及早去医院请医生给出相应的解决措施，不可擅自服用缓泻的中成药。除了饮食外，适当运动也可以促进肠道蠕动，改善排便问题。

第二章

孕期保健

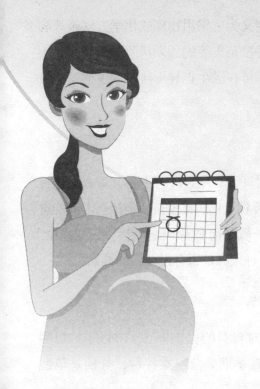

孕期准妈妈需要做的检查

○ 孕期应当接种的疫苗

怀孕期间，准妈妈是否接种疫苗，要从利弊两个方面衡量，一方面疫苗能给准妈妈有效的保护，又能增强胎宝宝及出生后宝宝对致死性疾病的被动免疫；另一方面，部分疫苗，如减毒活疫苗（临床定义为应用保留有免疫原性的减毒或无毒的病原生物所制成的一种疫苗）可能会给胎宝宝造成潜在的风险，包括麻疹、腮腺炎、风疹三联减毒活疫苗，及水痘疫苗、卡介苗和脊髓灰质炎疫苗。

相对于这些疫苗，灭活疫苗（临床定义为：采用物理或化学方法杀死病原生物所制备的一种用于预防接种的一种疫苗）等的预期风险相对较小，实际收益相对较大，未有过流产史的准妈妈可在医生指导下接种。下面这些疫苗属于灭活疫苗，适宜在孕期接种。

1. 流感病毒疫苗

在流感流行的季节（北方最佳接种时间为9月至11月中旬，南方最佳接种时间为12月至翌年的2月），准妈妈可接种流感病毒疫苗，但接种时间的选择也要根据准妈妈的妊娠进程来确定，一般孕前12周应避免接种，妊娠中、晚期接种为宜。流感病毒疫苗最适合的接种人群是患有慢性病的准妈妈。

2. 乙型肝炎灭活疫苗

准妈妈接种乙型肝炎灭活疫苗后，对自身的保护率在95%以上，母婴隔断率在85%以上。乙型肝炎灭活疫苗在孕期要分三次接种，分别是孕2、3、9月。

3. 甲型肝炎灭活疫苗

甲型肝炎灭活疫苗适合已经受到或可能受到甲型肝炎感染的准妈妈，准妈妈应选择进口甲肝疫苗，这种疫苗虽然需要接种两次，第一次接种完后相隔6个月接种第二次，但属于死疫苗，不会对母体和胎儿造成影响，国产甲肝疫苗则属于活疫苗。

4. 破伤风疫苗

准妈妈接种破伤风疫苗可防止新生儿出现破伤风。这种疫苗适合孕前从未接种过或近10年未再接受加强免疫的准妈妈。可在妊娠期间分三次接种，依次为孕2、3、9月。

5. 狂犬病疫苗

准妈妈如果在怀孕期间被犬类或其他动物咬伤，为防止发生狂犬病，应及时接种狂犬病疫苗。

○ 确定怀孕后做的早期检查及常规化验

当女性停经超过40天，且通过验孕基本证实自己确已怀孕，此时就需要做一次孕前期检查，这次检查是准妈妈产前检查的一部分，检查的目的是为了明确怀孕是否对母体有危害，准妈妈是否适合继续怀孕，以及胎儿发育情况。在这次检查中，准妈妈需要做六项常规化验。

项　目	检查内容
血常规	了解是否有贫血问题，红细胞和血小板有无异常。正常情况下，孕前及孕早期红血蛋白≥120克/升
尿常规	了解尿酮体、尿糖、尿蛋白指标，得知妊娠剧吐的严重程度，是否有糖尿病

续表

项　　目	检查内容
乙肝五项检查	了解乙肝表面抗原及核心相关抗原、核心抗原是否为阳性，从而决定新生儿是否给予主动免疫和被动免疫
肝功能检查	了解准妈妈早期肝脏情况，有无急性病毒性肝炎，是否需要终止妊娠，并鉴别其他肝脏疾病
血型检测	了解准妈妈是否存在特殊血型，胎儿是否会出现溶血的可能等，以便孕期进行治疗
优生四项检查	看是否感染弓形虫、巨细胞病毒、单纯疱疹病毒、风疹病毒，一旦查出阳性，可考虑终止妊娠

温馨提示

　　孕早期检查中还有一项B超检查，目的是排除宫外孕，了解胎儿发育情况，以及胎儿大小与停经时间是否相符。不过现在有这样一种说法：早期做B超对胚胎发育的影响相对较大，因此准妈妈在孕第18周以内最好不要做B超。如果确实需要进行B超检查，准妈妈最好还是咨询医生。

❀ 正式产检前要做的产前初诊

　　为了保证给胎宝宝一个安全、健康的孕育环境，准妈妈在确定怀孕后，在孕第8周左右进行一次产前初诊，做这次产前初诊的目的是全面检查准妈妈的全身情况、产科情况，主要包括以下几个项目。

1. 采集病史、分娩史

（1）一般情况　初诊时，医生会详细询问准妈妈的年龄、籍贯、职业、结婚年龄、月经情况、有无性病或慢性病、家庭婚姻情况、丈夫健康情况等，准妈妈应尽可能详细、准确做出回答。

（2）孕期情况　询问准妈妈早孕反应，以及有无阴道出血、发热、有害药物接触史、吸烟和嗜酒嗜好，是否接触过汞、铅、农药、一氧化碳、放射线及有无病毒感染、传染病等致畸因素。

（3）孕产史　询问准妈妈有无分娩史、自然流产史、人工流产史、早产史、死胎史、死产史。如果有分娩史，还要了解是自然生产还是手术生产，有无产科并发症、产后感染、婴儿的性别、年龄、是否健在、有无畸形或疾病等。

（4）既往病史　详细询问准妈妈有无心脏病、高血压病、糖尿病、肾炎、结核、甲状腺功能异常，以及遗传病史、手术史、过敏史、输血史等。

（5）家族史　进一步询问准妈妈家族中有无精神疾病、糖尿病、肾炎、高血压病、遗传病，以及双（多）胎、畸形胎分娩史等。

2. 体格检查

（1）测量身高、血压和体重　测身高的目的在于了解孕妇基本情况，是否可能出现骨盆狭窄问题；测血压是为了看孕妇的血压是否维持在140/90毫米汞柱以下，如果超过这一标准，属于异常情况，应及时就诊治疗；测体重一般和身高配合起来计算出准妈妈的体重指数，根据体重指数来判断准妈妈的肥胖程度。

（2）全身检查　初诊的全身检查与一般的内科检查相同，重点是检查心脏、肝脏、肾脏等重要器官的功能情况，还会做一些必要的实验室检查，如血尿化验等。除此以外，全身检查的对象还有准妈妈的骨骼、脊柱有无发育异常，乳房的发育情况，有无乳头内陷等。

（3）产科检查　包括胎位、胎心、胎儿发育估计、骨盆测量、宫高测量、生殖道（产道）情况等。特别是生殖道检查，除了了解生殖器官有无炎症或发育异常情况外，还可了解子宫确切大小与闭经时间是否符合，以便能准确推算出预产期。通过这一项检查，医生可对准妈妈做出大致评价，对一些疾病和并发症予以及时处理，并对准妈妈的孕期的营养、生活等提出建议，最后约定后面的定期检查方案。

除此以外，母血筛查也是高龄孕妇应当做的检查，在孕第8~9周时做母血筛查化验，一旦诊断出唐氏综合征，就可及时终止妊娠。

✿ 孕期应做的常规产前检查

产前检查又称围生期保健，顾名思义，是生产前的检查，产前检查的目的是实时追踪孕妇身体情况以及胎儿生长发育情况，以保证母子在孕期的健康和安全。一般来说，从怀孕11~12周开始进行第一次产前检查，此后分别在孕第16周、第20周、第24周、第28周、第30周、第32周、第34周、第36周、第37周、第38周、第39周各检查一次，妊娠期间共计检查12次。如果妊娠过程中发现异常，则应随时进行检查。

1. 孕第11~12周

孕第11~12周，准妈妈需要做第一次产前检查，检查的项目是TORCH筛查、测胎心率、监听胎心音。

（1）TORCH筛查　在怀孕最初的三个月内，如果感染弓形虫、风疹病毒、流感病毒、巨细胞病毒、单纯疱疹病毒，就有可能大大提高胎宝宝畸形率，在孕第11~12周做TORCH筛查，可排除早期TORCH（由多个引起胎宝宝感染、畸形、功能异常的病毒英文单词字头组成的）感染。

（2）测胎心率、宫高　在医院接受专用仪器——多普勒胎心仪测胎心率，判断胎宝宝的生长和健康状况。准妈妈还应检查子宫高度，以便了解胎宝宝的发育情况。

（3）准妈妈在怀孕12周以内，还应到户口所在地或居住地的妇幼保健院建立孕产妇保健卡。建立保健卡的目的是为了让医生能准确掌握准妈妈的基本情况，以便发现异常或高危妊娠可以专案追踪调查，保证整个孕期准妈妈和胎宝宝的健康平安，并做好妊娠期间的时间安排。

（4）在做完孕早期检查后，如果准妈妈属于高龄孕妇，在怀孕后10 ～ 12周，除了上面的检查外，还应做绒毛膜检查，以便尽早诊断各种染色体病和先天代谢病，以降低流产、死胎、畸形儿、缺陷儿的发生率，孕育出健康的宝宝。

2. 孕第16周、第20周的产前检查

准妈妈在孕第16 ～ 20周即进入孕中期，此时应分别在第16周和第20周到产科门诊各进行一次产前检查，没有建立产前保健卡（档案）的准妈妈还要及时到医院建档。在这一阶段的产检中，准妈妈应当检查以下几项内容。

（1）全面而系统的体格检查　准妈妈进入孕中期进行第一次检查，是为了观察本身情况以及可能对自身和胎儿带来的危害因素，如有无对胎宝宝有严重危害的细菌、病毒感染等，同时也是为了了解前次产检后准妈妈是否有不适，以便及早发现高危妊娠。除此以外，还要测量准妈妈骨盆的各直径是否在正常范围，以便确定胎宝宝足月后选择何种分娩方式。

（2）测量宫高、腹围、胎位、胎心音　孕中期时，子宫会较前期升高，腹围、胎位均会发生变化，此时测量宫高、腹围、胎位是为了观察母体、胎儿是否正常。发育正常的胎宝宝在20周左右胎心音就比较明显了，医生用专用听诊器贴在准妈妈腹部（脐下方正中或稍偏两侧），可以很容易地听到胎宝宝的心跳声——类似于钟表的"滴答"声，正常是每分钟120 ～ 160次。

（3）第一次做妇科B超　在怀孕四个月时，准妈妈最好做一次妇科B超，以确定有无严重的胎儿畸形情况，对异常者可及时终止妊娠。此时做B超还可测定怀胎是单胎还是双胎，并可测量胎宝宝的头围，B超最好安排在第20周，这一阶段测得的结果误差较小，便于核对孕龄。关于准妈妈第一次做B超的时间，不同医院也有不同做法，也有的医院要求在孕第20 ～ 24周或18 ～ 24周做，具体时间可与医生协商后再作安排。

（4）检测体重、血压，观察是否水肿等　测量体重的目的是为了观察准妈妈的体重是否达标，如果没有，医生就会提出相应的建议及纠正方法，以免影响正常妊娠。

除了测量体重外，通过尿常规等检查，还要检测准妈妈有无血压升高、水肿、贫血、阴道流血等情况，以便及时发现妊娠并发症以及孕前不明显但孕后明显的内科疾病。如果发现异常，则要立刻转到高危妊娠门诊行重点监护。如果发现不利于继续妊娠等因素，则应及时终止妊娠。

3. 孕第24周的产前检查

从孕24周开始，羊水相对较多，胎宝宝大小适中，此时进行B超检查可以清晰地看到胎宝宝的器官，并利于进行全身检查，孕妇可以在第24周做一下B超检查，以确定胎宝宝是否健康。检查的项目包括胎宝宝的发育情况，是否有体表畸形，胎位及羊水量等。

此外，随着妊娠月份增大，准妈妈体内的胰岛素功能相对不足，在妊娠期容易患糖尿病（概率大约是3%），因此需要在孕第24周做糖尿病筛查（也有的医院建议24～26周做糖尿病筛查）。糖尿病筛查的方法是将50克葡萄糖粉用200毫升水溶解，在5分钟内服完，一个小时内测血糖。如果血糖值大于等于7.8毫摩尔/升，则属于糖尿病筛查异常。准妈妈应继续检查空腹血糖，如果空腹血糖值大于等于5.8毫摩尔/升，可诊断为糖尿病；如果空腹血糖值正常，准妈妈要再进一步做葡萄糖耐量试验：空腹12小时，口服75克葡萄糖，如果有两项以上（包含两项）达到或超过正常值，就可诊断为妊娠期糖尿病，仅一项高于正常值，可诊断为糖耐量异常。葡萄糖耐量的诊断标准为：空腹5.6毫摩尔/升，1小时10.36毫摩尔/升，2小时8.66毫摩尔/升，3小时6.76毫摩尔/升。

除了B超检查和糖尿病筛查外，在这一阶段，准妈妈还需做的检查项目如下。

（1）贫血检查　检查孕中期准妈妈是否有贫血症状，如有应予以治疗。

（2）血型为Rh阴性的准妈妈，如果丈夫的血型为Rh阳性，就要接受血液抗体效价检查。这种检查可以检查出胎宝宝是否因为与妈妈的Rh血型不合而出现疾病，尤其是新生儿溶血症。

（3）空腹做尿糖检查，以及定期检查尿蛋白等。

4. 孕第28周、第30周和第32周的产前检查

准妈妈在第28周、第30周、第32周需要各检查一次。这期间的检查项目主要有四个，即一般检查、超声波检查、妇科检查和实验室检查四种。这四种检查项目的目的是继续筛查孕妇和胎宝宝是否有异常情况。

（1）一般检查　一般检查的项目包括：准妈妈的妊娠时间，有无不适症状、宫外孕、流产、早产、前置胎盘史等，测量血压、数脉搏、听心肺等，检查有无贫血、下肢水肿以及使用心电图检查心脏功能。

（2）超声波检查　超声波检查的目的是了解胎位、胎宝宝发育是否正常，诊断是否有胎盘前置问题，必要时了解胎儿性别。

（3）妇科检查　测量腹围、宫高、胎位、胎心等，了解胎儿大小、胎头是否入骨盆；测量骨盆大小（自孕第30周起），估计是采用自然分娩还是剖宫产；检查阴道，了解产道有无异常情况；检查肛门，了解包括坐骨棘、尾骨在内的骨盆有无异常等。

（4）实验室检查　实验室检查包括血常规、尿常规、大便常规、肝肾功能，以及查尿中E_3值或E/C比值、血HPL测定、乙肝五项、抗HCV检测、凝血功能检查等。如果准妈妈有遗传病家族史及分娩死胎、畸形胎史，应做绒毛培养或抽羊水做染色体核型分析，以降低遗传病儿和先天缺陷儿的出生率。

5. 孕第34周、第36周的产前检查

在孕第34周、第36周，准妈妈仍然需要各做一次检查。检查项目包括询问准妈妈的健康状况，比如自上次检查后身体有无头晕、头痛、眼花、阴道出血、下肢水肿等不适感觉。检查内容包括测量血压、体重，检查子宫高度、腹围、胎位、胎心，计数胎动，最后由专门人士绘制妊娠图。这一项检查情况正常的准妈妈，可在孕第34周或第36周做胎心监护。此后每周进行一次胎

心监护，如属于高危妊娠，则应将胎心监护提前至孕第32周，每周做两次胎心监护。

由于准妈妈在这一阶段迈入了孕晚期，因此此时要继续测量骨盆，测量时准妈妈要放松，这样才能得出准确数据。骨盆测量可分为内、外测量两种。内测量：在这之前，医生会检查阴道分泌物和宫颈情况。测量时，医生将手指伸入阴道中，测量骨盆各个平面的宽度。本法不适合有先兆流产或早产史者。外测量：是指用特制的尺子从体外测量骨盆大小，其准确度相对于内测量要差一些。

6. 孕第37周、第38周和第39周的产前检查

准妈妈自孕第37周开始，每周应做一次产检，即第37周、第38周、第39周各做一次。这一阶段检查的主要目的是检查胎盘功能，观察胎盘健康状况。通过检查，医生会根据准妈妈的综合情况来判断胎盘功能是否存在问题，或作进一步干涉。

（1）胎动计数　如果胎宝宝在12小时内活动次数少于10次，或逐日下降超过50%而不能恢复，或突然下降超过50%，就提示由于胎盘功能减退，胎宝宝有缺氧问题，此时准妈妈应接受进一步检查和治疗。

（2）检测胎心　检测前应进食适量食物，以免测量结果出现假阳性情况。检测时，医生会在准妈妈的腹部涂上超声耦合剂，并将胎心监护仪的带子绑到宫底和胎心最浅的位置，测20～40分钟。如果准妈妈20分钟内有3次以上胎动，胎动后胎心率每分钟增快15次以上，且不会因为宫缩而降低，则属于正常情况。

（3）化验检查　检查胎盘分泌绒毛膜促性腺素、孕激素、胎盘生乳素等，可观察胎盘功能是否正常。

（4）B超检查　B超检查的目的是确定胎宝宝双顶径的大小、胎盘功能分级、羊水量、胎盘成熟度、有无脐带绕颈等情况，以进行临产前的最后评估。

◎ 孕期需要进行的胎儿异常筛查

为了保证胎宝宝的健康发育以及顺利分娩，有某种特殊情况的准妈妈应在孕期到医院做胎儿检查，以便及早筛查胎宝宝是否有葡萄胎、神经管畸形、唐氏综合征、爱德华综合征，及时采取相应措施。

温馨提示

必须做胎儿异常筛查的准妈妈包括以下几类人群：

35岁以上；生过畸形胎儿；生过患新生儿溶血症胎儿；多次流产或死胎；家族有某种疾病；怀孕早期腹部接受过X线检查。

1. 筛查葡萄胎

葡萄胎是一种病理妊娠，表现为胚胎异常，胎盘绒毛基质微血管消失，绒毛基质积液后形成大小不一的泡，累累成串，细蒂相连，状如葡萄。葡萄胎可分为良性与恶性两种，为了保障母体与胎儿的健康，准妈妈应在孕第14周左右进行超声检查，在确定孕周的同时，可以排除异常妊娠。

除此以外，准妈妈在妊娠过程中，如果发现出现一些异常妊娠症状，说明也可能有葡萄胎，一定要尽早到医院就诊。一是肚子长大得比较快，二是妊娠呕吐出现较正常妊娠早，且持续时间长、症状严重，三是停经后阴道无规则流血及咳嗽、咯血。

葡萄胎一经确诊，就应立即予以清除，在此以后两年内，经过仔细观察、随访、全面检查确定身体恢复正常，准妈妈方可停止避孕，做再次怀孕的准备。

2. 筛查唐氏综合征（21-三体综合征）和爱德华综合征（18-三体综合征）

唐氏综合征筛查的目的是将高危准妈妈筛选出来，以确定胎宝宝是否是唐氏综合征患儿，从而降低新生儿出现缺陷。关于唐氏综合征筛查，很多准妈妈都不愿意做，认为高龄孕妇才应该做。其实不然，唐氏综合征是一种偶发性疾病，也有可能出现在非高龄的准妈妈身上，其发生概率还会随着准妈妈的年龄增长而升高。因此，每位准妈妈最好在孕第15～20周（最佳筛选时间，但有的医院也安排在14～20周做，具体根据医嘱）都做一次唐氏综合征筛查。

温馨提示

《中华人民共和国母婴保健法》规定了7种准妈妈必须做唐氏综合征筛查：

年龄超过35岁；有异常胎儿分娩史；有不明原因的胚胎停止发育或胎停育；产前出血，或妊娠期有阴道出血；妊娠早期有服药史，且不明确该种药是否有不良影响；妊娠早期有有害物质接触史；有家族史。

准妈妈做唐氏综合征筛查之前无需空腹，只需抽取血清，测母体血清中甲胎蛋白和绒毛膜促性腺激素的浓度，并结合准妈妈预产期、体重、年龄和采血时的孕周，计算出胎宝宝患唐氏综合征的危险系数，一般来说通过唐氏综合征筛查可查出80%的唐氏儿。

筛查结果是"阴性"表明筛查结果正常，准妈妈属于低危人群。如果检查指数超出正常，属于高危人群，准妈妈需做羊膜穿刺检查或绒毛检查。羊膜穿刺在怀孕第16～20周做最为合适，孕第16周时羊水增长较快，能在胎宝宝周围形成较宽的羊水带，可以起到保护、缓冲的作用，且一旦发现问题做引产也比较安全。准妈妈在接受羊膜穿刺术后，可能出现阴道出血、羊水溢出或子宫持续性收缩，如果症状较轻，通常不需要特别治疗，如果症状比较明显，最好去医院检查，避免自发性流产。

爱德华综合征是仅次于唐氏综合征的第二种常见染色体三体征，患有此病的胚胎易发生流产、新生儿死亡等，准妈妈在怀孕8～12周或15～20周抽取2毫升静脉血即可检查。

温馨提示

有下列情况的准妈妈需做羊膜穿刺：

高龄孕妇；母血唐氏综合征筛检概率高于1/270；本胎次有唐氏综合征儿的可能；曾生育过先天性缺陷儿；孕妇本人或丈夫是缺陷儿；家族中有出生缺陷分娩史。

3. 筛查神经管畸形

神经管畸形是指由于胚胎神经管无法闭合而发生的胎儿畸形，最常见的畸形胎有无脑儿、脊柱裂、脑膨出和脑膜膨出等。这一情况多发生在胎儿发育早期，由于神经管缺陷胎儿无法吞咽羊水，脑脊膜又暴露在羊水中，造成渗出液增多，进而引发羊水增多，使部分准妈妈在孕第20～24周出现子宫过度膨胀、无法平卧、呼吸困难等表现。

神经管缺陷胎儿通过筛查是可以及早发现的，暴露在羊水中的胎儿脑脊膜分泌出液体——脑脊液，脑脊液中含有甲胎蛋白，渗入羊水中会令准妈妈羊水及血液中的甲胎蛋白浓度增加，可在18～20周通过甲胎蛋白检测及B超检查进行筛查。

目前关于神经管畸形胎儿还没有具体的治愈方法，准妈妈可在计划怀孕前和妊娠早期补充叶酸，将神经管畸形儿的发生风险降低，已经出现畸形儿的准妈妈可接受外科手术、药物治疗、物理治疗等来缓解病情。

孕期家庭的自我监护

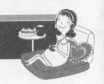

✿ 学会数胎动

简单来说，胎动就是胎宝宝在妈妈子宫里的活动，对于小家伙儿的这些活动，准妈妈应当了然于心。这是因为胎动就像是胎宝宝传递给妈妈的一个信号，胎动过多或过少都可能意味着胎宝宝发育异常，如果最快掌握这些信号，及时去医院检查处理，就会将危险降至最低。

那么，胎动次数在什么范围内，才算是正常呢？孕24周的正常胎动为每12小时56次左右，孕32周为每12小时123次左右，孕40周为每12小时107次左右。胎动还具有周期性，上午胎动比较均匀，下午胎动最少，晚上胎动最多。

当然，每个准妈妈的生活规律不同，胎宝宝的运动幅度、频率、生理周期也不尽相同，胎动规律也存在着差异，这需要具体情况具体分析。为了保证胎动计算的准确性，准妈妈应在每天早、中、晚的固定时间各测1个小时，具体可采取左侧卧位或半卧位，将双手轻轻放在腹壁上，感受胎宝宝的活动。将1日3次测出的数据相加后再乘以4，即可得出12小时的胎动次数。如果12小时胎动次数少于20次，或下降超过50%且没有恢复迹象，或者胎动频繁、无间歇地躁动，则表示胎宝宝有缺氧情况。

当然，胎动次数多少只是一个信号，这个信号可能会受到准妈妈敏感度、腹壁厚度、胎盘所在位置等因素干扰，并不一定准确，不过为了安全起见，准妈妈还是应立即去医院诊治，以增加胎宝宝在母体的安全性。

监听胎心率

胎心率是指胎心跳动的频率，这也是孕期家庭自我监护的一项重要内容。通过测定胎心率的高低，可以判断胎宝宝是否存在缺氧情况，以便准妈妈能及时得到诊治，让胎宝宝能健康发育。

检测胎心率需要有家人配合，准妈妈在确保自身无发热、心动过速等情况下，采取半卧位或左侧卧位，家人可直接将耳朵贴在准妈妈的腹壁上，或者用产科特质的木听筒（在药房有售）测听，测听时间在1分钟左右，每日一次，从孕第28周起时间应超过1分钟。孕第20周前胎心率平均为162次/分钟，孕第21～30周平均为147次/分钟，孕第31～40周平均为139次/分钟，说明比较正常，高于或低于这一范围均提示胎宝宝有缺氧状况存在。应立刻到医院进行宫内复苏。

温馨提示

胎心音也是需要准妈妈定时监测的项目，监测胎心音主要是为了检查胎宝宝的心音是否明显，通常配合胎心率一起监测，方法同胎心率。

定期测体重

女性在怀孕之后，体重会随着胎宝宝的生长发育及自身变化而不断增长，这个增长是一个循序渐进的过程，是有一定规律可循的，定期测体重可以让准妈妈了解到体重的增长是否符合该孕期规律，进而对胎宝宝发育是否正常作出初步判断。

在确定怀孕后，准妈妈即可开始测体重，得出的数据可作为孕期的体重基准，以后定期测量体重均以此为参考，判断体重增长是否正常。在正常情况下，体型较瘦的准妈妈的理想体重是在原体重的基础上增加8～12千克；如果是中等肥胖者，一般认为增重9～10千克较为理想；肥胖程度较高者，以增重7千克为宜。

由于怀孕前期妊娠反应等原因，准妈妈的体重往往不升反降，或者增重不明显。体重显著增加通常是在孕中、晚期左右，这需要准妈妈在测体重时要特别留意。此外，为了保证测量数据的准确，准妈妈测前先排空小便，脱掉鞋子和厚衣服，赤脚、穿单衣裤称重，测量时间可定在两餐之间。

◎ 定期测血压

自己的血压明明很正常，为什么怀孕之后还需要测血压呢？准妈妈们或许会产生这样的疑问。

孕期测血压主要是为了能够及时发现妊娠高血压综合征。妊娠高血压综合征（简称妊高征）是妊娠期特有的疾病，孕第20周是妊高征最易出现的阶段，即使孕前血压正常，也有可能患上这一疾病。准妈妈患了妊高征后，临床上会出现高血压、水肿、尿蛋白三大症候群，但由于早期症状不明显，如果没有坚持体检就容易发生漏诊，发现时多数比较严重，如昏迷、心肾功能衰竭，甚至发生母婴死亡。

定期测血压是筛选妊高征的必要手段，可以让准妈妈及时发现问题，及时诊治，有助于预防妊高征发生或防止其恶化。准妈妈在第一次产检时就应当测量血压，以后每个月检查一次；孕第28周起，每两周检查一次；最后一个月应每周检查一次。血压正常值不应超过140/90毫米汞柱，而且与怀孕前的基础血压值相比不应超过30/15毫米汞柱。从孕第20～24周开始，准妈妈还应测平均动脉压，动脉压值不应超过85毫米汞柱。

妊高征的筛选除了参考测出的血压之外，还可参考不同卧位的舒张压数值差。即准妈妈先采用仰卧位测量舒张压，再采用左侧卧位测量舒张压，前者的舒张压值如果超出后者20毫米汞柱，即有妊高征的倾向。

⚙ 测量宫高、腹围

宫高和腹围可以直接反映子宫大小，定期测量有助于准妈妈了解胎宝宝的发育情况，尽早发现异常问题，使胎宝宝得到及时治疗。

1. 测宫高

宫高的测量一般是从孕第20周开始，每4周测量一次；孕第28～35周，每2周测量一次；从孕第36周起每周测量一次。测量时，准妈妈平躺在床上，用软尺测量耻骨联合上缘中点到宫底（即子宫上边缘）的距离。

妊娠周数	手测宫高	尺测宫高/厘米
满12周	耻上2～3横指	—
满16周	脐耻之间	—
满20周	脐下1横指	18（15.3～21.4）
满24周	脐上2横指	24（22～25.1）
满28周	脐上3横指	26（22.4～29）
满32周	脐剑之间	29（25.3～32.0）
满36周	剑突下2横指	32（29.8～34.5）
满40周	剑脐之间	33

2. 测腹围

测腹围的目的也是为了观察胎宝宝的发育情况，以便有问题时及时诊治。测腹围前，准妈妈要先排空小便，然后平躺在床上，用软尺经脐松紧适度地绕腹部一周，得出的数值就是腹围值。

孕月/月	腹围下限/厘米	腹围上限/厘米	标准/厘米
5	76	89	82
6	80	91	85
7	82	94	87
8	84	95	89
9	86	98	92
10	89	100	94

观察胎头位置

胎位是胎宝宝先露部与准妈妈骨盆的关系，它是决定准妈妈分娩方式以及是否能顺利分娩的重要指标之一。可是，隔着厚厚的肚皮，准妈妈怎么才能判断自己的胎位是否正常呢？

方法其实很简单，胎宝宝的头部呈球状，相对比较硬，用手仔细地抚摩腹部，就可以感觉出来。正常情况下，从孕第28～33周起，胎位基本上比较固定——大部分胎宝宝的头朝下，臀部朝上。此时，准妈妈可摸下腹部中央即耻骨联合部上方，如果摸到圆形、较硬且有浮球感的物体，说明胎宝宝的体位是正常的；如果在下腹部摸到又宽又软的物体，或者在侧腹部摸到呈横宽走向的物体，均说明胎位不正常。准妈妈可在医生的指导下采取一些纠正措施，以帮助胎宝宝恢复正常胎位，降低难产风险。

孕期常见的生理反应

恶心、呕吐

恶心、呕吐是准妈妈在孕期最常见的生理反应，一般发生在孕早期，即停经六周左右，由于呕吐多发生在晨起空腹，因此也被称为晨吐。为什么准妈妈在怀孕期间会出现恶心、呕吐呢？目前还没有确切的原因加以证明，但可以肯定的是恶心、呕吐是准妈妈体内发生多种变化的共同结果，如绒毛膜促性腺激素、雌激素水平的迅速升高，怀孕期间对气味的敏感度提高，胃酸分泌减少及胃排空时间延长等。

一般情况下，恶心、呕吐不需要去医院治疗，可以从饮食、环境、休息等方面进行调理。

温馨提示

　　准妈妈莫用药物止孕吐，恶心、孕吐最明显的时候是孕早期，这是怀孕的关键期，如果服用了抑制孕吐的镇吐药，就有可能使胎儿因受到药物刺激而产生畸形。

1. 少食多餐

　　将一天的摄食量由3顿改为4～5顿，即在三次正餐之间加餐。少食多餐不仅可以减少准妈妈的空腹时间，还能更利于胃肠吸收，保证摄入营养充足。由于恶心、呕吐常发生在早晨，准妈妈可以在起床前吃一点淀粉类食物，如烤面包干、馒头干、饼干等，在床上休息30分钟后再慢慢起床，可有效防止或缓解恶心、呕吐。如果恶心、呕吐发生在夜间，临睡前最好在床边放一些容易消化的食物，以备夜间出现不适后能及时缓解，但不要吃得太饱，以免影响正常睡眠。

2. 清淡饮食

　　油腻、辛辣刺激性、有特殊气味及不易消化的食物，往往会引起或加重准妈妈的恶心、呕吐反应。为了避免这种情况的发生，准妈妈在这段时期应当保证日常饮食清淡，清淡并不代表只吃素、不吃肉，而是要保证口味的清淡。即在烹饪上，多选择炖、煮、煲等方式，尽量使用天然无刺激的调味料，如同样是烹饪鱼，清炖或蒸的方式比油炸更适合现在的准妈妈。除了选择合适的烹饪方式外，准妈妈还宜多吃一些富有营养、易于消化的食物，如粥、藕粉羹、豆浆、面条等。

准妈妈莫要为了止恶止呕而多吃酸食。妊娠早期准妈妈如果摄入大量酸性食物，容易影响胎儿正常发育，甚至会导致畸形。因此，准妈妈不要为了缓解恶心、呕吐过量食用酸性食物或酸性饮料。

3. 补充水分

喝水不仅是为了缓解恶心、呕吐反应，更是为了补充在呕吐中消耗的水分，避免准妈妈因脱水而引起体内水电解质紊乱。但喝水要讲究方法，不能一次喝得过多，以免加重恶心感觉，使进入胃部的水重新通过食管、喉咙漾出来，而且还会将胃部占满，影响准妈妈正常进食。正确方法是少量多饮，即一杯250毫升左右的水，可分为2～3次饮用。

饮水宜选择凉开水或热开水，也可以用热米汤、热牛奶、水分多的水果等代替。如果准妈妈对生姜的味道不反感，不妨将生姜切碎后泡水饮用。当孕吐比较频繁时，准妈妈可喝一些含有葡萄糖、盐、钾的运动饮料，以便更好地补充流失的电解质。

4. 适当的挑挑食

孕期挑食会造成营养缺失，因此准妈妈应保持均衡饮食，不过这也有例外的情况。在恶心、呕吐反应期，准妈妈应尽量避免吃或闻可能会让自己感到恶心的食物或气味，而是尽量吃一些能让自己提起食欲，又不会影响自身和胎宝宝健康的食物。尽管这些食物可能在营养方面相对弱一些，不过总比大吃一顿但全都吐出来要好。

5. 及时清洁口腔

呕吐后，胃酸会对食管、贲门、喉咙、牙齿等造成损伤，因此准妈妈在呕吐后应立刻用温开水漱口，再喝少许温开水，这样有助于减少不适，避免恶性刺激。

6. 保证休息

准妈妈要保证充足的睡眠，减少疲劳，在进食后尽量保持安静。如果恶心、呕吐比较频繁，最好卧床休息，待不适减轻后再下床适当活动，以帮助消化功能的恢复。卧床或休息时，可将枕头垫高，以免引起食物逆流情形。

7. 保持舒适环境

室内空气要保持清新，尽量避免可能引起准妈妈恶心的气味，如厨房的油烟味、化妆品香味以及某些食物的特殊气味。

⚙ 腹胀

明明没有吃什么，为什么肚子总是胀胀的？眼看着准妈妈被腹胀弄得坐立难安、食不下咽，身体也慢慢瘦下来。为什么腹胀会在孕期出现呢？其原因在孕早、中、晚期各不相同。孕早期时，由于激素分泌的改变，令肠道蠕动减慢，消化功能明显下降；孕中后期时，增大的子宫压迫到胃肠道，影响肠道正常蠕动；孕晚期时，由于胸腔被子宫挤压，容积变小，有的准妈妈会因呼吸、哮喘等"吃进"大量的空气，从而引起腹胀。此外，便秘也会加重腹胀感觉。

在排除病理性原因后，准妈妈对孕期腹胀不要太过担心，到了孕第34周后，胎宝宝会逐渐下降，压迫情况逐渐减轻，腹胀也会得到缓解。与此同时，准妈妈可以从注意饮食、加强运动等方面着手，对改善孕期腹胀会很有帮助。

1. 改善饮食习惯

（1）有腹胀问题的准妈妈可遵循少食多餐的方法，在总量不变的情况下将每日3餐改为每日5～6餐，每次用餐七八分饱即可。

（2）吃饭时要细嚼慢咽，进餐时不要说话，不用吸管喝水，尽量少含零食或嚼口香糖，避免气体进入消化道。

（3）多吃含膳食纤维的食物，如苹果、香蕉、莲藕、菠菜、丝瓜、芹菜、粗粮等，少吃容易产气的食物，如豆类、油炸食品、土豆等。

（4）适当控制蛋白质和脂肪的摄入量，在烹调时使用适量的大蒜和姜片，也可以减少腹内气体的产生。

（5）准妈妈每天至少保证1500毫升的饮水量，但要避免喝凉水、碳酸饮料。

2. 保持适当的运动

准妈妈可适当增加每天的活动量，并在饭后（30分钟至1小时）散步20～30分钟，有助于排便和排气。

3. 放松心情

紧张和压力过大会加重腹胀不适，因此准妈妈要学会放松心情。如果身体出现不适，应及时请医生诊察，以免因为怀疑而产生情绪紧张和心理压力。

4. 适度按摩

这里介绍一个可以缓解准妈妈腹胀难受的按摩方法。准妈妈在饭后一小时左侧卧，温热手掌后，从右上腹部开始，按照左上、左下、右下的顺序循环按摩10～20圈，每天2～3次，腹胀明显者可增加至4～6次。按摩力度一定要均匀，且要考虑子宫的位置。

✿ 胃灼热

到了孕晚期，准妈妈终于摆脱了恼人的早孕反应，食欲也相对有了提高，胃部却在此时出现烧灼感，有时还会逐渐变成烧灼痛。

胃灼热通常出现在准妈妈吃完东西时，原因与胃酸反流有关，当胃酸反流到食管下段后，会刺激痛觉感受器，从而引起胃灼热的不适宜感。胃灼热感会随着准妈妈弯身、坐着或躺卧而加剧，甚至还会影响到正常睡眠。

为了缓解和预防胃灼热，准妈妈首先要在饮食上下工夫。

① 白天尽量少食多餐，睡前2个小时不要进食，以免胃部过度膨胀，从而减少胃酸反流。

② 饭后半小时至1小时内应避免躺下休息，可坐在沙发或椅子上休息。

③ 尽量避免食用酸味、油炸、油腻、辛辣或过冷、过热食物，以免对胃部产生刺激，加剧胃灼热感。

④ 避免喝茶、咖啡等，以免加剧胃酸反流速度。

⑤ 多吃富含胡萝卜素、维生素C、锌的食物，如胡萝卜、紫甘蓝、甜椒、猕猴桃、谷类、牡蛎等。

⑥ 可适当吃些苏打饼干、高纤饼干等中和胃酸。

除了饮食外，准妈妈还要调整睡觉姿势，将枕头垫高至15厘米，平时在床上休息时也尽量以半卧位为主，以防止胃酸反流。如果胃灼热感比较严重，在经医生诊治后，准妈妈可根据医嘱服用药物，但未经医生同意不能服用治疗消化不良的药。

✿ 流鼻血

有的准妈妈在孕期经常流鼻血，尤其是在晨起、体位变化或擤鼻涕时，更容易引起流鼻血。准妈妈之所以较常人更容易流鼻血，是因为孕期体内激素水平大幅度升高，鼻腔内血管扩张，血液供应量增加，促使鼻黏膜发生肿胀、软化、充血，血管壁脆性增加，稍遇到一点刺激就会破裂。

绝大多数准妈妈流鼻血的类型是前位型，即从鼻子前方流出，只要及时止住血，一般不会造成太大的影响。建议准妈妈随时携带一些纸巾或药棉，一旦发生流鼻血，不要紧张，可在阴凉处躺下或坐下，仰头，一手捏住鼻翼根部，另一手用药棉或纸巾蘸冷水后塞入鼻孔内。如果鼻血无法在短时间内止住，可用冷毛巾敷额头或鼻部，并用一手轻轻拍额头，减缓血流速度，慢慢止住出血。如果周围没有手纸等止血工具，准妈妈可将流血一侧的鼻翼向鼻梁方向推，保持5～10分钟；如果两侧均流血，则捏住鼻翼两侧。鼻血止住后，鼻腔内会积有血块，准妈妈先别急着取出，并要尽量避免用力打喷嚏或揉鼻子，以免再次出血。过一段时间后，可用棉棒轻轻探入，慢慢将血块推出来。

当然，想要彻底"隔离"鼻出血，最有效的方法就是做好预防措施。准妈妈应重视平时饮食。孕中期多吃一些富含维生素C、维生素E的食物，如蛋类、乳类、白菜、大枣、橙子、番茄及青菜等，以增强血管弹性。少吃或不吃油煎（炸）、辛辣、滋补等燥性食物，如果周围环境干燥，宜适当增加饮水量。同时，室内保持一定湿度，外出时戴上口罩保持鼻内湿润。平时洗脸或感觉疲劳时，可将双手搓热捂在鼻子上，或对鼻部做轻柔按摩，以促进局部血液循环与营养供给，增强鼻腔抵抗力。

温馨提示

如果准妈妈流鼻血的次数过于频繁，建议尽早到医院检查凝血功能，以排除血小板异常引起的鼻出血可能。

⚙ 尿频

不少准妈妈都会遇到这样的尴尬：明明刚去厕所没多久，又有尿意了，每天进出厕所都快达到十次了，且每次尿量都很少。

为什么会出现这些问题，难道是准妈妈的膀胱或肾脏出了问题？其实不然，造成孕期尿频的原因有两方面：一方面，怀孕后体内代谢产物增加，而胎宝宝的代谢物也要通过母体排出，肾脏的工作量因此大大增加；另一方面，在孕早期和晚期，子宫增大、胎头下降均会对膀胱造成压迫，大大缩小了膀胱的容量，从而引起小便次数增多。

如果准妈妈只有尿频，而不伴有发热、腰痛、尿混浊等问题，属于正常生理变化，不需要特殊处理，只需在日常生活中加以调养，就可以令尿频得以改善。

温馨提示

尿频也有可能是由炎症刺激、尿路结石或其他异物、膀胱结石或膀胱占位性病变、精神性尿频（尿频仅见于白天或入睡前），所以一旦出现除尿频外的异常反应，一定要及时就医。

1. 做凯格尔运动

凯格尔运动又称会阴收缩运动，是一种治疗和训练大小便失禁女性的方法，运动的目的是加强盆腔底部肌肉（又称耻尾肌），促进尿道和肛门括约肌功能。准妈妈可在医生指导下进行这项简单而有效的运动。准妈妈平躺，双膝弯曲，收缩臀部肌肉，并向上提肛，维持5秒钟后，慢慢放松下身肌肉，休息5～10秒钟，重复10次。

2. 避免饮用（或食用）含咖啡因的饮料或食物

含有咖啡因的食物和饮料不仅会影响准妈妈的营养吸收及胎宝宝的生长发育，它还会导致膀胱收缩，从而引起机体紧迫性的感觉。为了不再频繁跑厕所，准妈妈还是"戒掉"咖啡因为宜。除了咖啡因外，辛辣食物等也会引起尿频等，准妈妈也需要忌口。

3. 喝水也要跟得上

喝水的多少并不是造成妊娠尿频的主要原因，准妈妈应当继续保持正常喝水，上午可以多喝一点，晚上19点之后渴了再喝，20点后控制饮水量，少喝或者不喝。这样既对身体有利，又能控制起夜问题。

4. 切勿憋尿

当准妈妈有了尿意之后，一定要及时排出，延迟上厕所会加重肾脏负担，引发妊娠肾病。如果周围环境条件不允许频繁上厕所，准妈妈不妨垫一个成人尿布，但要注意定时更换，每天清洁私处，以保证局部卫生清洁。

⚙ 眼睛不适

不少准妈妈都反映，怀孕后眼睛经常出现不适症状，如干涩、视物不清、近视、眼睛酸痛等，这些不适在排除病理可能后，均为孕期生理变化。例如，眼睛干涩是由于激素变化而降低泪水分泌量，且使泪水层比较容易蒸发，因此准妈妈会感觉干涩或异物感；因激素变化而受到影响的还有眼角膜及晶体，二者水含量的相对增加，使眼角膜发生轻度水肿，睫状体的调节力也随之减弱，准妈妈在怀孕7～9个月时会出现视物不清的情况。

大部分眼睛不适情况在产后一段时间就能恢复正常，在此期间准妈妈可对眼睛进行护理、保养，将这些不适带来的影响降至最低。

1. 用框架眼镜代替隐形眼镜

准妈妈佩戴隐形眼镜会加重角膜水肿，引发角膜炎、溃疡，甚至导致角膜上皮脱落。因此，准妈妈最好在怀孕后就改戴框架眼镜。如果眼镜度数提高，先不要急着换新眼镜，最好在咨询医生后再做决定。

2. 适当补充维生素

维生素E、维生素A、维生素C、维生素B_1、维生素B_2，包括深绿色及红黄色蔬果，以及花生、核桃仁、杏仁等坚果，对眼球和眼肌都有一定滋补作用，对维持正常视力、改善眼干大有帮助。

3. 让眼睛多休息

一般的眼睛胀痛可通过适当地休息来恢复，例如在10点左右入睡，经常做做眼保健操，工作或其他用眼间隙经常看看远处，坐姿时放松肩膀和背部，用60℃左右的毛巾热敷眼睛等，这些方法均能改善眼睛干涩疲劳。经医生允许后，准妈妈也可适当使用人造泪水湿润眼角膜，以缓解眼部不适。

◎ 腰痛、腿痛

大多数准妈妈在怀孕5～7个月时会出现腰痛、腿痛，痛处通常是在下腰部，轻者每天或每周才有片刻的疼痛反应，重者变换体位、走路、打喷嚏、用力解手都会引起或加剧腰痛，有时疼痛还会向下放射至臀部和大腿，形成酸痛感。

引起准妈妈腰痛、腿痛的原因较多，简而言之有三点：第一，怀孕后子宫增大加重腰椎前方的负担，使背肌由于长期收缩而过于疲倦，并容易压迫到坐骨神经；第二，准妈妈的卵巢分泌韧带松弛素，造成腰部韧带、筋膜松弛，弹力降低，引起劳损；第三，增大的子宫压迫腹主动脉和下腔静脉，影响下肢血液循环，造成腰部、下肢供氧不足，缺氧会使局部神经发出疼痛信号。

尽管疼痛会给准妈妈带来很多不便，不过它基本上是一种生理反应，准妈妈不必过于忧虑，一般通过日常护理即可使腰痛得到预防或改善。准妈妈出现腰痛后，要保证充足休息，躺下时可在膝盖下垫一个垫子或小枕头，使髋关节和膝关节屈曲，令腰背部肌肉、韧带、关节放松下来。平时可适当戴托腹带，减少腹部对背肌的牵拉，预防或缓解局部疼痛。平时喜静少动的准妈妈，在疼痛不影响活动的情况下可适当做一些家务活或比较柔和的运动，使腰背部肌肉得到锻炼。

如果疼痛比较严重或准妈妈患了腰椎间盘突出，除了休息外，可采用卧硬板床休息、牵引等方法治疗，但不要贴膏药或服用含有治疗腰痛的中药，这些药物中含有活血化瘀成分，容易诱发流产。

孕期需注意的危险信号

◎ 阴道流血

准妈妈在即将分娩前，会出现阴道出血，也就是所谓的"见红"，这属于正常现象。但如果阴道流血出现在临产期之前，特别是孕早期，就应当引起准妈妈的警惕了，这有可能是先兆流产、宫颈糜烂、宫外孕或葡萄胎造成的。

一旦准妈妈发现有阴道出血情况，哪怕只是少量血迹，或者出血情况似乎已经停止了，也应当立即去医院就诊，以确保自身和胎宝宝都没有问题，并排除发生并发症的可能。

温馨提示

阴道流血是先兆流产的症状之一，引起先兆流产的原因较多，如过度精神刺激、内分泌失调、孕卵异常、外伤、血型不合等。为避免或降低先兆流产的危险性，准妈妈一定要保证充分休息，不要从事过重的体力劳动，避免性生活，保持会阴清洁，同时保持清淡、营养的饮食，促进排便顺畅。

⚙ 过期妊娠

明明到了预产期，可是宝宝仍然迟迟不肯露面？这种情况我们称之为过期妊娠，一般来说准妈妈的妊娠时间如果达到或者超过42周，就可视为过期妊娠了。是什么原因延长宝宝在妈妈肚子里的时间呢？简单来说，由于某种原因，使胎宝宝先露部位对宫颈内口及子宫下端刺激较弱，就容易发生妊娠过期。此外，雌孕激素比例失调也可能延迟分娩时间。

过期妊娠容易增加难产、胎儿死亡以及母体损伤的概率，所以在孕晚期时准妈妈一定要在医生指导下做好防护措施。

① 怀孕前的半年时间里，要及时准确地记录每次月经周期，以便能较准确的推算出预产期，确定是否是过期妊娠。

② 孕第11 ～ 12周时去医院做第一次产前检查，以后定期做产前检查，以保证胎宝宝的健康发育。

③ 准妈妈从妊娠第39周起，每天对乳房进行热敷，并配合轻柔的按摩，来刺激脑垂体分泌催产素，以降低过期妊娠的发生率。

④ 如果超过预产期一周仍然没有分娩迹象，一定要及时接受专业检查，以判断是否是过期妊娠。在这之前，准妈妈也可通过自测胎动的方法进行判断。准妈妈每日可在早、中、晚各检测一次，每次1个小时。将3个小时胎动次数相加，然后乘以4，可以得出12小时的胎动次数。如果12小时内胎动数少于20次，有可能是胎宝宝缺氧，这时准妈妈应该立刻到医院进行检查。

⚙ 剧烈妊娠呕吐

早孕反应是每个准妈妈几乎都会经历的事情，一般在孕第6周出现，以后逐渐明显，在孕第9 ～ 11周最重，到了孕第12周会自行缓解、消失。早孕反应有很多，其中一种最常见的情况就是妊娠呕吐，大多数准妈妈对呕吐具有一定的耐受性，一般对生活、工作等影响不大，无需特殊治疗。

但是，如果孕妇有比较剧烈的呕吐反应，比如呕吐频率较高，呕吐物中除了食物、黏液外，还有胆汁或咖啡渣样物，且伴有明显消瘦、尿少等症状，应及时到医院检查。这是因为严重呕吐和长期缺水，会令机体大量消耗自身脂肪，并造成中间代谢物——酮体的聚集，从而引起脱水和水电解质紊乱，易形成酸中毒和尿中酮体阳性，同时还可能有胃黏膜出血，严重影响身体健康，甚至威胁准妈妈的生命。

到医院检查后，如果发现准妈妈有血压降低、心率加快，并伴有体温上升、黄疸、嗜睡、昏迷、脉细等一系列危重症状，应与医生协商确定是否终止妊娠，以免生下体质较差的宝宝，甚至是畸形儿。

温馨提示

以下几个情况容易出现剧烈妊娠呕吐。

① 怀有双胞胎或多胞胎，会导致准妈妈体内绒毛膜促性腺激素、雌激素等水平更高，可能会引起更大的呕吐反应。

② 孕前口服避孕药出现恶心、呕吐等不良反应，说明准妈妈身体对雌激素反应较大。

③ 容易晕车、晕船。

④ 曾患有偏头痛。

◎ 孕中晚期头痛

有的准妈妈在怀孕早期会出现头痛现象，这是比较正常的妊娠反应。倘若头痛出现在孕中晚期，痛感十分剧烈，或伴有以下症状：视觉改变、上腹部尖锐疼痛、体重突增或手脸部肿胀，就要警惕先兆子痫的先兆。

特别是妊娠期间血压升高或水肿严重的准妈妈更应引起重视，如果头痛有合并血压升高的情形，可能是妊娠毒血症所引起。妊娠毒血症属急症，是由于血管收缩而造成血压上升引起的，严重时还会导致准妈妈全身抽搐、昏迷等。

如果确认是妊娠高血压综合征，准妈妈一定要积极治疗。在日常生活中，要减少摄盐量，并注意休息，调整好情绪。

○ 发热

发热对于正常人来说，可能只是体温调节中枢紊乱的表现，一般使用各种降温方法降温后，对健康并无大碍。但是如果准妈妈身上出现发热征兆，则有可能是危险的信号——导致胎宝宝畸形的可能。特别是孕早期，发热引起的物理性有害因子会杀死分裂的细胞，使该细胞停止发育，对胎宝宝的中枢神经造成损害，从而造成畸形胎，甚至导致胚胎死亡。

发热对胎宝宝的影响与发热的程度以及持续时间有关，持续时间越长、体温越高，造成的不利影响就越大。一般来说，如果准妈妈持续24小时以上体温高出正常体温1℃，就有致畸可能；体温高出正常体温1.5℃，就可能造成胎宝宝的脑细胞发育停滞；体温高出正常体温3℃，就可能杀死胎宝宝脑细胞，对大脑造成永久性伤害。

所以，加强孕期保健，预防孕早期体温上升及发热性疾病非常重要，如避免洗过热的热水浴、剧烈运动、高温作业、盛夏中暑，同时做好防晒、散热、降温等措施，尽早使体温恢复正常标准，减少对胎宝宝的伤害。

孕期常见疾病的护理

○ 皮肤瘙痒

有的准妈妈，在妊娠中、晚期会出现皮肤瘙痒的情况，有时因为痒痛难忍，还会将表皮抓破。造成皮肤瘙痒有两方面的原因：一方面与皮肤干燥、湿疹、荨麻疹、药疹以及感染等有关；另一方面是怀孕本身造成的。对于前者引起的皮肤瘙痒，对母体与胎儿不会造成太大的影响，只要妥善治疗与保养就可恢复正常。后者引起的瘙痒，还可能引发一系列后续问题，如皮肤、巩膜发黄，并伴有恶心、腹胀、腹泻等症状，这是由于孕激素增多导致胆汁淤积在肝内，使胆红素排泄紊乱而引起的，需要引起准妈妈的高度重视。

1. 药物治疗

治疗妊娠期皮肤瘙痒以外用药为主，尽量使用温和的止痒药和低浓度的皮质类固醇激素，这类药品在分级上多属于B级，一般情况下是不会影响到母子健康的。如果瘙痒比较严重，可以口服苯海拉明、氯苯那敏（扑尔敏）等抗组胺药，避免使用易致畸的羟嗪类药物。

2. 日常起居

（1）饮食方面　准妈妈适当增加新鲜水果、蔬菜以及水的摄入，不吃刺激性食物，并适当补充含维生素A、维生素E的食物，如番茄、胡萝卜、花生、芝麻等。

（2）环境方面　室内保持一定的相对湿度，冬季室内相对湿度应在30%～40%，如果低于20%，就应进行调节，如在地上洒点水，或使用加湿器。

（3）着装方面　真丝、纯棉衣物可缓解皮肤瘙痒带来的剧痒感觉。

（4）清洁护肤方面　适当减少洗澡次数，以免皮肤油脂层被破坏，加剧水分流失。洗澡后可搽30%～50%甘油溶液及温和滋润的孕妇护肤品，以增加肤表含水量。

3. 勿乱抓挠

抓挠瘙痒处只会解一时之痒，它可能引起表皮细胞增殖性变化，使皮肤变厚、变糙，并变得更加敏感，从而形成新的条件反射，结果造成恶性循环——越挠越痒、越痒越挠。建议准妈妈尽量克制挠痒的冲动，如果实在无法忍受，建议隔着衣服拍打或用干毛巾覆盖瘙痒处拍打，可起到暂时缓解瘙痒的作用。

⚙ 缺铁性贫血

缺铁性贫血是准妈妈在孕期最常见的疾病之一，贫血程度会随着孕周的增加而增加，造成这种情况的原因有两点：一是血容量增加，使血液相对稀释；二是胎宝宝对铁的需要增加，从而造成准妈妈体内铁元素的相对不足，导致贫血。一般来说，准妈妈的血红蛋白量在100克/升以下，即可视为贫血。

孕期缺铁性贫血会令准妈妈出现厌食、疲乏、头晕、下肢水肿等不适，还会影响胎宝宝发育、降低其出生后的抵抗力，因此对于缺铁性贫血，准妈妈一定要做好防治工作。

1. 饮食调养

缺铁性贫血往往与营养缺乏有关，因此准妈妈要适当吃一些动物肝脏、血液、肉类、蛋黄等食物，这一类食物中含有丰富的铁元素，而且比较容易被人体吸收、利用。蔬菜虽然含铁量较少，但富含叶酸、维生素A，能参与红细胞的生成，加快对铁元素的吸收利用。由于肝脏等含有较高的胆固醇，准妈妈每星期吃一次就可以了。

2. 服用补铁剂

如果准妈妈的贫血等级在中度以上，最好在医生指导下服用一些铁剂，硫酸亚铁片是比较理想的补铁药物，若配以能促进铁吸收的维生素C、叶酸等，效果会更好。

3. 去医院治疗

如果准妈妈贫血是由于疾病引起的，或者贫血问题比较严重，除了补充必要的营养和铁剂外，必须住院进行治疗。

⚙ 妊娠高血压综合征

有的原本孕前血压正常的准妈妈，怀孕后却出现高血压症状，这究竟是怎么一回事呢？一般认为，引起妊娠高血压综合征的原因有七点：第一，精神过分紧张或受到刺激，引起中枢神经功能紊乱；第二，气温变化剧烈或天气寒冷；第三，准妈妈比较年轻且为初孕，或者年龄较大；第四，孕前有高血压病、肾炎、糖尿病病史；第五，营养不良；第六，体重指数［体重（千克）/身高（厘米）$^2 \times 100$］＞0.24；第六，羊水过多、双（多）胞胎等造成子宫张力过高；第七，家庭有高血压、肾脏病病史。

我们该如何认定准妈妈是否患了妊娠高血压综合征呢？如果准妈妈自孕第20周后收缩压高于140毫米汞柱或舒张压高于90毫米汞柱，或妊娠后期的收缩压比早期高30毫米汞柱或舒张压升高15毫米汞柱，并伴有尿蛋白、水肿等疾病，均可认定准妈妈患有此病。

妊娠高血压综合征对准妈妈的伤害很大，除尿蛋白、水肿外，可能引起头痛、眼花、头晕、烦躁、胸闷、呕吐、头痛、子痫，若不及时治疗，还会引发心力衰竭、肾功能衰退、脑出血、肝损害等，更可能引起胎儿生长受限、死胎、早产等。

俗话说，预防胜于治疗，为了尽量减少妊高征给准妈妈和胎宝宝带来的伤害，一定要以预防为主，兼顾治疗。

1. 控制饮食

（1）准妈妈首先应适当限制水分和盐的摄入，尤其是盐分，每天摄入量在1～4克，最多不超过6克。另外，小苏打、发酵粉、鸡精、酱油、腌制食品、罐头食品中也含有较高的钠，同样应限量食用。

（2）在保持热量总摄入量均衡的情况下，准妈妈不要限制蛋白质和必需脂肪酸的摄入，如羊奶、瘦肉、鸡蛋、豆类、干果等。同时，还要适当增加各种蔬菜、鱼类的摄入，以补充维生素和无机盐（特别是钙、锌），以加快体内多余钠的排出，预防妊高征。

2. 采用药物控制血压

患轻度妊高征的准妈妈除了根据医嘱口服降低血压的药物外，还要适量服用硫酸镁解除痉挛，这就需要血液中的镁离子维持一定的浓度，过低的话疗效不佳，太高又会产生副作用，因此准妈妈除了加强产前检查外，还应经常抽血，以检测血液中镁离子的浓度。患中重度妊高征的准妈妈必须住院治疗。

3. 生活调理

准妈妈一定要保证充分休息，除保证每天8 ～ 10小时的睡眠时间外，白天最好有2个小时的午休。患轻度妊高征的准妈妈还要保持适当的活动，每天可散步20 ～ 30分钟，保持心情愉悦，但要注意做好防寒、防晒的准备。

⚙ 便秘

便秘是让准妈妈相当困扰的一个问题，主要原因是怀孕期间黄体酮分泌增加、胃酸减少、运动量减少或纤维食物摄入过少，都会使胃肠道蠕动减缓，影响到正常排便，甚至引起严重便秘。便秘通常发生在孕早期和后期，特别是孕后期子宫越来越大，严重压迫到肠道，再加上准妈妈不方便用力排便，更容易出现排便不畅问题。

便秘对于准妈妈本身或胎宝宝来说，都有很多不好的影响，如肠道毒素堆积会间接造成胎儿畸形，引起腹胀、腹痛，严重者引起直肠脱垂、诱发早产、影响分娩等。为了预防或改善便秘，准妈妈应养成健康合理的生活习惯，比如适度活动，做一些简单的家务、每天散散步，同时保持规律的生活习惯，早睡早起，三餐定时。同时，注意饮食调理，多摄取含膳食纤维的蔬菜、水果、粗粮等；适当增加饮水量，每天早晨空腹饮用一杯温蜂蜜水（水温不超过60℃）。除此之外，准妈妈还要养成固定排便的习惯，每天早餐一小时后是最佳排便时间，即使没有便意也要坚持定时上厕所。

如果经过适当的调理，准妈妈仍然有便秘问题，这时可在医生的指导下服用缓泻药，但不可为了追求通便而使用硫酸镁、大黄等强泻药。也可使用甘油栓、开塞露，使大便润滑后顺利排出。

✿ 痔

原本孕前未患痔的准妈妈，为什么怀孕后会患上痔呢？原来，女性在怀孕后，体内的静脉压会随之升高，而与此同时血管弹性降低，子宫日渐膨大，慢慢压迫盆腔血管，影响到静脉血回流。当静脉血淤积后，直肠下段和肛门周围的静脉开始充血膨大，最后形成痔。另一方面，人体的消化系统功能在孕期会相对减弱，也会促使痔的发生。

痔本身不会影响到准妈妈和胎宝宝，但是它造成的间接危害可不小。例如，痔长期反复出血，不但会导致孕妇贫血，还会影响胎宝宝的正常发育；痔在孕晚期会加重，导致准妈妈无法活动、顺利分娩，带来极大痛苦，如果处理不当，还会影响到整个产褥期的身心健康。由于妊娠期间无法对痔进行手术，为减少自身痛苦及对健康的不良影响，一定要做好预防和护理工作。

1. 养成良好的饮食习惯

准妈妈应多吃一些富含膳食纤维的新鲜蔬果，也可适当吃一些粗粮，但粗粮最好发酵后食用，以减轻肠胃负担，且营养更利于被肠道吸收。同时还要养成多喝水的好习惯，可用蜂蜜、核桃仁、芝麻等有润肠通便功效的食物泡水、煮水代茶饮，煮粥。

2. 养成良好的排便习惯

除了养成固定时间排便外，准妈妈还要掌握好排便时间，无论是使用蹲厕还是马桶，都不能过久。时间过久，腹部压力以及肛周血流压力就会加大，诱发或加重痔。长时间坐马桶还有一个害处：身体与有毒物质之间形成封闭空间，长此以往，毒气就会进入人体，严重时还可能引发痔等肛肠疾病。

如果在排便时痔脱出，准妈妈可以这样处理，或请家人帮忙：先清洁肛门及周围，然后平躺在床上，在臀部下垫一个稍厚的垫子，将下装脱下。在柔软的卫生纸或消毒纱布倒少许植物油，再用它将痔轻轻地推入肛门深处，最后将一颗肛门栓塞入肛门中。如果痔脱出发生在走路时，除了要进行上述处理外，还要用多层纱布在肛门处加以固定。处理完毕后，准妈妈先不要继续活动，而是做5 ~ 10分钟的提肛运动。

3. 适当做一些活动和肛门保健

久坐、久站、久卧等均会诱发或加重痔，提倡准妈妈应进行适当的活动，如早晚散步、做孕妇瑜伽、做简单体操等，这样做能增强个人体质，促进肠蠕动，防止便秘。另外，每日早晚还可做两次提肛运动，每次30 ~ 40下，从而提高盆底肌力量和局部血液循环。提高局部血液循环还有一个简单的方法——做肛门按摩，方法：排便后，用温水清洗局部，再将热毛巾按在肛门上，隔着毛巾按顺时针和逆时针方向各按摩15次。

4. 熏蒸、药物治疗

如果准妈妈患有痔且有出血症状时，可内置含有复方角菜酸酯成分的栓剂；如果肛门感染引起脓肿，可直接在脓肿处涂中药十味金黄膏；如果肛门处形成创面或裂口，每天敷两次藻酸钙敷料，可促进创面愈合。

如果担心用药会对胎宝宝造成影响，准妈妈也可以试试用1% ~ 2%的苏打水坐浴或熏蒸，每晚一次，每次15 ~ 20分钟。

温馨提示

上面介绍的这几种药物要在医生的指导下使用，而对常用的痔疮膏，准妈妈应慎用。痔疮膏含有活血散结、催生下胎功效的麝香成分，对子宫有明显的兴奋作用，准妈妈使用后易发生流产或早产。

下肢静脉曲张

一项数据显示，首次怀孕的准妈妈有30%患有下肢静脉曲张，多次怀孕的准妈妈患静脉曲张的概率更是高达50%。是什么让静脉曲张成为孕期常见疾病？

下肢静脉曲张产生的原因与增大的子宫有直接关系，子宫对静脉造成压迫后，容易使静脉血管因血液聚集而出现迂曲扩张，形成静脉曲张，并伴有腿沉、肿胀、发热、蚁走、痉挛、疼痛等感觉，并会因久站、疲劳、炎热、一天中的某段时间（如黄昏）而加重。为此，准妈妈应当做好充分准备，预防或改善下肢静脉曲张。

1. 适量补充维生素E

维生素E对血管的恢复有一定功能，准妈妈可适当食用富含维生素E的食物，如豆制品、松子、核桃仁、芝麻、莴笋、圆白菜、菜花、菠菜、猕猴桃等。少吃高脂肪食物或甜、咸食。

2. 注意休息，适当活动

准妈妈避免久站、久坐或负重，令双腿得到充分休息。但休息不等于"不动"，准妈妈还是要适量做一些活动，以促进血液循环，减少局部血液淤滞。一般来说，除了原地活动肢体外，每天最好能以缓而均匀的步速步行半小时，步行时间不要过长，更不能做有氧运动、慢跑，这些会增加腿部静脉的压力，加剧静脉曲张的程度。

3. 把双腿抬高一些

准妈妈采用坐姿时，应避免跷二郎腿，最好在脚下放一个矮凳，让双脚适当抬高。除此以外，躺在床上时也尽量将双腿抬高，可在脚下垫一个枕头或者垫子，保证双脚至少抬高30厘米。

4. 避免可能压迫到血管的情况发生

准妈妈避免穿太紧的袜子、鞋子（靴子）、衣裤等，也不要用力按摩腿部，如果腿部感到不适，可采用轻柔的画圈式的抚摩手法。下肢静脉曲张比较严重的准妈妈，需要无创休息，用弹力绷带缠缚下肢或者穿专门的孕妇静脉曲张弹性袜，以防止曲张的静脉结节破裂出血。

5. 保持适宜温度

准妈妈洗澡时，水温要与人体温度相同，避免用冷热水交替的方式洗澡。同时，准妈妈不要长时间做日光浴，并适当远离热源，避免静脉曲张加重。

⚙ 先兆子痫

先兆子痫是指妊娠24周后，准妈妈出现水肿、高血压、蛋白尿，并伴有头痛、眩晕、上腹不适、视物障碍、呕吐或血压收缩压在160毫米汞柱以上的疾病。据统计，有5% ~ 8%的准妈妈会出现这一疾病。由于先兆子痫无明显症状，发病时情况已经比较严重了，所以被归为威胁准妈妈生命的四大疾病之一。

关于先兆子痫的病因目前没有明确定论，遗传因素、某些潜在疾病、准妈妈免疫系统变异等都可能有一定作用。但可以明确的是，先兆子痫特别容易发生在年轻女性的首次妊娠期，以及有家族性高血压疾病或患高血压的女性身上，且没有较好的预防措施。

为了减少患先兆子痫概率或降低先兆子痫危害，准妈妈一定要做产前保健以及每一次产检。同时，准妈妈还要事先了解先兆子痫发生的一些征象，如果发现可疑症状，要及时与医生联系，以便能够尽快得到相应的治疗。

如果准妈妈发病时情况较严重，家人应在其牙关紧闭前，将用干净布包好的筷子塞进其上下齿之间，以防准妈妈因抽搐咬伤口舌，同时呼叫救护车尽早入院治疗。

✿ 妊娠糖尿病

有的准妈妈在怀孕前并未患糖尿病，但在怀孕后却出现高血糖等现象，经过医生确诊后为妊娠糖尿病。造成这一结果的原因主要是准妈妈的内分泌、拮抗胰岛素的激素等发生变化，造成葡萄糖耐受性异常。

妊娠糖尿病对准妈妈和胎宝宝的健康影响非常大，如产生巨大儿、畸形儿，胎儿发育迟缓，胎儿、新生儿死亡，并发新生儿低血糖，易引起产褥期感染，流产。因此，准妈妈一定要严格按照医生给出的计划进行积极治疗，以控制病情，同时与家人一共做好孕期护理。

1. 控制饮食

控制饮食并不是单纯少吃或不吃，饮食量摄取不足导致体重减轻会使准妈妈体内的酮体增加，影响胎儿健康，故准妈妈在怀孕中、后期应吃一些热量较高的食物，同时多吃一些富含膳食纤维的新鲜蔬菜，避免高糖（包括部分水果）食物。

2. 少食多餐

空腹会造成血糖值波动，并可能引起酮血症，准妈妈最好将一日所需的食物量分成4～6顿吃，从而缩减两餐之间的时间。两餐间隙可适当吃一些含糖量低的水果，临睡前则需进食一次，以缩短晚餐与隔天早餐间的时间。

3. 正确摄取糖分

糖尿病患者需要限糖，但并不代表禁糖，事实上适当摄入糖分有助于改善准妈妈葡萄糖耐量，降低胆固醇、三酰甘油，并可提高周围组织对胰岛素的敏感性。所以准妈妈不应完全不吃糖，而是要选择最适合自己的糖。糖可分为单糖、双糖、低聚糖和多糖四种。糖类主要包括淀粉及麦芽糖等，存在于谷类、根茎类、坚果类、叶类等食物中。淀粉消化吸收过程相对较缓慢，可避免餐后血糖骤升；而纤维可在肠道内减少葡萄糖的吸收，对血糖也有间接的调节作用。

4. 摄取蛋白质

患妊娠糖尿病的准妈妈补充蛋白质，可保证胎宝宝正常发育。在动物蛋白中，牛奶和蛋类最容易消化，且富含氨基酸，更利于准妈妈吸收；植物蛋白中，最好的是大豆蛋白，准妈妈可多吃一些豆类及其制品。

5. 多吃新鲜蔬菜

新鲜蔬菜富含维生素和无机盐，是碱性食物，能保证准妈妈体内酸碱平衡，预防或减少糖尿病可能诱发的酸中毒。

6. 运动

准妈妈在餐后（尤其是晚餐）30分钟应配合一定量的体育锻炼，如散步、慢跑等，每天坚持1小时，对降低餐后高血糖有明显的效果。

7. 定期检查

准妈妈应定期检查血糖和尿糖，严密监测血压、肝肾心功能、视网膜病变及胎儿健康情况，尤其是妊娠后期，最好每周去一次医院做检查。一旦胎儿发出"危险信号"，应立刻住院，由医生决定引产或剖宫产。

监测胎儿的成长与自身的变化

◎ 怀孕1个月（1 ~ 4周）

怀孕1个月是指最后1次月经的第1天以后的4周。女性在前半月并未受孕，到了后半月，受精卵就已经着床了。通常在孕1个月的时候，女性不会有太大反应，甚至很多孕妈妈都没有意识到自己怀孕啦！

胎儿的成长

胎重	0 ~ 1.0505微克
胎长	0 ~ 0.2毫米
五官	眼、鼻、耳尚未形成，但口和下颌的雏形已经能看到
四肢	身体分两大部分，头部相对较大，有长长的尾巴，如同小海马一般。手脚因为太小，无法用肉眼看清楚
器官	血液循环系统以及脑、脊髓神经系统器官原型出现；心脏的发育较明显，第2周末时已经成形，从第3周末开始就有了搏动；胎盘、脐带也开始发育
胎动	胎宝宝只是小小的胚芽，暂时还没有胎动

孕妇的变化指标

体重	与怀孕前差不多，基本上没有特别的变化
身材	与怀孕前差不多，基本上没有特别的变化
子宫	子宫壁变得柔软、增厚，大小、形态还看不出有什么变化，约有鸡蛋那么大
乳房	卵巢开始分泌黄体激素，乳房稍硬；乳头颜色变深，比较敏感，稍碰会引起痛感，但也有的孕妈妈会感觉不到
其他变化及妊娠反应	体内激素分泌失衡，如果体质比较敏感，就可能出现恶心、呕吐症状。少部分孕妇出现类似感冒的症状，如身体疲乏无力、发热、畏寒等

◎ 怀孕2个月（5～8周）

进入孕二月，大多数准妈妈都已经知道自己怀孕了，不过身体上没有太大改变，妊娠反应却越来越明显了。

胎儿的成长

胎重	8周时达到4克
胎长	满7周时2.5厘米，到了8周末长至3厘米
五官	眼、口、耳等器官已经形成，8周时面部特征比较明显
四肢	5周时有萌芽状态的手足，7周时手、足等已经形成，小尾巴逐渐消失，8周时已初具人形，已能看出肩、肘、髋以及膝等关节
器官	5周时，神经和循环系统的基础组织开始分化。6周时心脏开始划分心室，开始规律的跳动、供血。7周时血液开始在胚胎体内循环；神经系统轮廓已接近完成。7、8周时初步形成两肺、肠、肝、两肾、内生殖器官，从外表上分不清性别
胎动	6周时胚胎会发生轻微地转动，但是人体无法感受到

孕妇的变化指标

体重	妊娠反应比较明显，进食少，体重有所下降
身材	腹部表面没有明显增大痕迹，唯独腰围增大
子宫	子宫比孕前稍大一些，如鹅蛋一般大小
乳房	在雄激素与孕激素的刺激作用下，乳房胀大、变软，有刺痛或抽痛，乳晕有小结节突出
其他变化及妊娠反应	晨昏乏力、头晕、鼻出血、心跳加速、恶心呕吐、心情烦躁、尿频、嗜睡、流涎等

☼ 怀孕3个月（9～12周）

进入了孕三月，意味着胚胎发育的"基础工程"已经完成，到了12周左右胚胎就可正式成为胎儿了，准妈妈可以与胎宝宝好好打招呼了。

胎儿的成长

胎重	12周时体重增达20克左右
胎长	12周时达10厘米左右
五官	9周时，眼帘开始遮住眼。10周时，眼皮黏合在一起，耳塑造完成。12周时，五官形状清晰可辨
四肢	9周时手部从手腕开始稍微弯曲，双脚蹼消失。10周时，手腕成型，脚踝发育完成，可清晰地看到手指和脚趾，手臂变长，臂肘弯曲增大。11周时，手指甲和绒毛状头发出现。12周时，手指、脚趾完全分开，关节出现雏形
器官	9周时，所有器官开始工作。10周时，性器官开始发育，胎盘变得成熟，可担负大部分激素分泌的工作，但仍无法分辨性别。11周时，肝脏、肾脏、肠、大脑、呼吸器官等开始工作，可以排泄了；脊柱轮廓变得清晰，脊神经开始生长。12周时，大脑体积占身体一半左右，一些关键器官将在两周内形成
胎动	12周左右胎儿开始有踢腿等动作，可感受到胎动

孕妇的变化指标

体重	下降的体重逐渐回升
身材	下腹部还未明显隆起
子宫	子宫如拳头一般大小
乳房	乳房继续有胀痛感，继续变大，乳晕和乳头色素沉着更明显
其他变化及妊娠反应	出现妊娠纹；阴道分泌物增多，颜色通常为无色，有时为橙色、淡黄色或浅褐色；有时出现外阴瘙痒及灼热症状；子宫压迫直肠、膀胱，出现胀气、便秘或腹泻，尿频、尿急更加明显

◎ 怀孕4个月（13～16周）

进入孕中期，你的衣服开始变得不合体了，这意味着你和胎宝宝都发生了比较明显的变化。

胎儿的成长

胎重	16周时体重为120～150克
胎长	16周时身长在12～15厘米
五官	13周时五官比较明显，双眼向脸中央靠近，眼睑紧闭，嘴巴可以张合。14、15周时能皱眉、扮鬼脸。16周时双眼移到头前方，眼紧闭，但眼球可以移动；眉毛、睫毛正在生长，耳达到最终位置
四肢	13周时骨骼发育明显，反射能力加强，手脚可以屈曲。14、15周时胳膊长度与身体其他部位比较协调，能做出握拳、吸吮手指等动作。16周时双臂、双腿关节形成，硬骨开始发育，双腿长度超过手臂；指甲完整长成，指关节开始运动
器官	13周时神经元增长迅速，形成神经突触。14、15周时身体长出胎毛，肝脏分泌胆汁，肾脏继续将尿液排到羊水中。16周时性器官发育成熟，可用肉眼辨别性别
胎动	胎动较规律，晚上更加频繁一些

孕妇的变化指标

体重	妊娠反应逐渐好转，与孕前相比，体重可能增加2.5千克左右
身材	13周腹部开始隆起，从15周起脂肪开始在腹壁、背部、大腿等处堆积
子宫	子宫如正常婴儿头部般大小，高度介于耻骨联合线与脐部上2/3处
乳房	乳周发黑，乳晕更清晰，有的女性可以挤出一些乳汁
其他变化及妊娠反应	妊娠反应得到改善；阴道分泌物增多，白色、稀薄、无味，盆腔和阴道会充血；腰部可能出现酸痛不适

⚙ 怀孕5个月（17 ~ 20周）

怀孕5个月了，恭喜你挺过了比较难熬的孕早期，并度过了妊娠期的一半，胜利就在不远处。

胎儿的成长

胎重	20周时体重达到250克
胎长	20周时身长达到16.5厘米左右
五官	17周时听力形成，能听到妈妈的心跳声和外界说话声。18周时眼睛继续向中间集中
四肢	18周时骨骼逐步硬化；19周时胎儿经常做踢腿、屈身、滚动、吸吮大拇指等动作。此外，皮下脂肪开始沉积，皮肤变成半透明
器官	20周时感觉器官进入成长关键期，嗅觉、味觉、听觉、视觉、触觉在大脑中有专门区域，并开始发育。在这个月，胎儿肝脏开始造血；心跳更加有力，循环系统及泌尿系统正常运作。胎儿学会吞咽羊水，并将它用肾过滤后重新排入羊水；如果胎儿性别为女，则阴道已经发育成型
胎动	胎动频繁，且逐渐变得有力，可以明显感受到胎儿在腹内的动作

孕妇的变化指标

体重	体重较孕前增加3～5千克
身材	腹部明显凸起，皮下脂肪增加，臀部变得浑圆
子宫	子宫如正常婴儿头部般大小或更大一些，高度在耻骨联合上缘的15～18厘米处
乳房	乳房变得很丰满，继续有泌乳情况发生
其他变化及妊娠反应	腹部韧带因子宫增大而被拉伸，引发阵阵剧痛；心血管系统因子宫压迫，引发水肿、眩晕、血压升高、耳鸣等症状；子宫升高后减轻对膀胱的刺激，尿频症状基本消失

✿ 怀孕6个月（21～24周）

怀孕6个月，准妈妈开始了艰难岁月，这是因为胎儿的长大、子宫的增大均会给准妈妈带来很多不适，这些不适是无法规避的，准妈妈要坚强面对！

胎儿的成长

胎重	24周时胎儿体重达到500～550克
胎长	24周时胎儿身长长至25～30厘米
五官	21周时眉毛、眼睑清晰可见，听力也达到一定水平。22周时眼已基本发育完，但虹膜仍缺乏颜色；嘴唇越来越清晰，牙龈中长出小牙尖。23周时嘴唇、眉毛、睫毛发育完成，视网膜已形成
四肢	21周时趾甲和指甲基本长成，并有隆起。23周时身体比例开始匀称
器官	22周时胰腺稳步发育。23周时肺中血管形成，呼吸系统逐步建立；胎儿早已学会吞咽，但尚不能排便；内外生殖器官已经形成，各自开始分泌激素。24周时大脑、肺部继续发育，汗腺开始形成
胎动	22周时胎动非常频繁，特别是在夜晚更加明显，腹壁较薄的孕妇可以看到胎动引起的腹壁震动

孕妇的变化指标

体重	从22周起体重大约以每周增加250克的速度在迅速增长
身材	下腹部隆起突出，腰部明显增粗，因子宫增大迫使脊椎向后仰，表现出孕妇特有的姿态
子宫	子宫进一步增大，宫高接近20厘米，子宫底接近脐部
乳房	乳房越发变大，乳腺功能发达，继续有泌乳情况发生
其他变化及妊娠反应	脸上或腹部可能出现妊娠斑（纹）；眼睛发干，畏光；便秘，痔出血与痔；腿部抽筋，背部发麻，腹部瘙痒；睡眠质量差

⚙ 怀孕7个月（25 ~ 28周）

怀孕7个月，胎宝宝进入早产的危险期，为了让胎宝宝能在预产期出生，长成聪明的宝宝，准妈妈一定要做好预防早产的准备。

胎儿的成长

胎重	28周时胎儿体重约1200克
胎长	28周时胎儿身长约37厘米
五官	25周时味蕾正在形成。26周时胎儿可以睁开眼，并能随光转移视线。27周时味觉开始形成，能分辨甜苦味道；嗅觉开始形成。28周时睫毛完全长出来，脂肪层继续积累；味觉敏锐
四肢	26周时可以用手抓住小脚，脊柱韧性越来越强
器官	25周时胎儿皮下脂肪仍然很少，但较上周更饱满；大脑发育进入高峰期。26周时耳中神经传导正在发育，对声音的敏感度增加；肺部继续发育，为出生后第一次呼吸打好基础；男宝宝的睾丸下降到阴囊，睾丸中的激素细胞逐渐增加。27周时大脑皮质表面出现沟回，脑组织快速增长，大脑活动活跃；长出头发。28周时内脏形状和功能接近成年人，四个腔室已分隔形成；大脑思维快速发展；能感到疼痛；男宝宝阴囊明显，女宝宝的小阴唇、阴蒂清楚突起
胎动	从28周起到32周，胎动达到高峰，每天可达500多次

孕妇的变化指标

体重	由于胎盘增大、胎儿成长和羊水增多，孕妇体重迅速增加，较孕前增加7～10千克
身材	下腹部较前一个月隆起更为突出，上腹部也开始隆起；臀部增大
子宫	子宫进一步增大，子宫底高度为22～24厘米，上升到脐以上
乳房	乳房上会出现一些暗红色的妊娠纹
其他变化及妊娠反应	身体越来越沉重，手脚出现酸痛，下肢出现水肿或症状加重，脚肿；眼睛发干，遇光流泪；气短；贫血加重；呼吸变得急促，睡眠困难

○ 怀孕8个月（29～32周）

怀孕8个月，离和宝宝相见的时间越来越近了，此时准妈妈的心情一定充满期待与不安。而宝宝呢，在妈妈的呵护下继续健康成长！

胎儿的成长

胎重	32周时胎儿体重为1.5～1.6千克
胎长	32周时胎儿约为28厘米长
五官	30周时眼可以开合自如，能辨认和追踪光源
四肢	29周时皮下脂肪初步形成，肌肉继续发育；趾甲和指甲变得更清晰；可以任意在妈妈体内变换体位。31周时胎儿的身体和四肢还在不断长大，直到与头部比例相协调
器官	大脑发育迅速，听觉系统发育完成。30周时头部继续增大，大脑和神经系统发达到一定程度；皮下脂肪继续增长；男宝宝睾丸正从腹腔向阴囊下降，女宝宝的阴蒂尚未被小阴唇覆盖。31周时器官继续发育完善，肺部和肠胃接近成熟；皮下脂肪更丰富，褶皱减少
胎动	从32周起，由于胎儿长大，活动范围减少，胎动次数和频率也相对减少。如果胎动频繁，可能是缺氧所致

孕妇的变化指标

体重	体重较孕前增加 8 ～ 11 千克
身材	随着子宫的增大，腹部隆起非常明显
子宫	子宫较上个月更明显，子宫底的高度上升到 25 ～ 27 厘米，30 周时子宫上升到横膈膜；偶有不规则宫缩，宫缩时摸腹部有发硬的感觉
乳房	乳房开始高高隆起，妊娠纹增多，乳头、乳晕颜色日益加深
其他变化及妊娠反应	呼吸困难，气急气短；用餐后胃部不适；面部、手脚水肿，经过一夜也很难消退；阴道分泌物增加；尿频、尿急卷土重来；静脉曲张、痔、腰背酸痛等症状进一步加重

◎ 怀孕 9 个月（33 ～ 36 周）

从怀孕第九个月开始，准妈妈到了妊娠期最为烦恼的时候，胎宝宝的长大、子宫的增大给身体带来极大的不适。为了保证顺利分娩，准妈妈一定要想办法来排解这些不适。

胎儿的成长

胎重	36 周时胎儿体重约为 2800 克
胎长	36 周胎儿身长长到 46 ～ 50 厘米
五官	35 周时听力充分发育
四肢	33 周时指甲长到指尖；皮下脂肪大为增加，身体变得圆润；四肢肌肉很发达
器官	呼吸系统、消化系统基本发育成熟；男宝宝睾丸可能落回阴囊，女宝宝的大阴唇明显隆起且紧贴；34 周时身体转为头位，头部进入骨盆；头骨较柔软，其他部位骨骼变得结实；35 周时肺部发育基本完成，中枢神经尚未发育成熟
胎动	当胎儿的头移入骨盆时，胎动就会相应减少

孕妇的变化指标

体重	体重以每周250克速度增长，较孕前增重10～13千克
身材	腹部继续向前膨胀
子宫	子宫前挺更明显，子宫高度27～30厘米，仍然出现不规则宫缩，宫缩时摸腹部有发硬的感觉
乳房	乳房高高隆起，与前一个月情况基本相同
其他变化及妊娠反应	尿频现象加重，易生痔；小腿、脚背、外阴等部位有静脉曲张，或静脉曲张加重；食量变小，胃口不好；水肿更加严重；睡眠不足

⚙ 怀孕10个月（37～40周）

孕十月，马上就迎来分娩，准妈妈们是否做好充分的准备了呢？胎宝宝可是以实际行动告诉妈妈："我准备好了，就等着'搬家'啦！"

胎儿的成长

胎重	40周时胎儿重约3.4千克
胎长	40周时胎儿身长约为48厘米
五官	发育完成
四肢	头发又长又密，绒毛和大部分胎脂逐渐脱落；身体发育基本完成；胎儿的肌肉继续发育；腹部比头部稍微大些
器官	各个器官发育完全，脑和肺部开始了工作
胎动	37周时胎儿的头完全进入骨盆，胎动减少

孕妇的变化指标

体重	较孕前增重11～14千克
身材	胎儿位置向下降，腹部突起稍减
子宫	不规则宫缩次数增多；子宫壁和腹壁变薄，能清楚看见胎儿的头部、脚丫、臂肘等
乳房	乳房高高隆起，分泌出少量的乳汁
其他变化及妊娠反应	尿意频繁，胀气、便秘加重；腹部有下坠感，骨盆及耻骨联合出现酸痛不适，甚至是牵拉式疼痛；腿、脚肿得更厉害

孕期个人保健

保护乳房，越早越好

自女性怀孕起，乳房就开始发生变化，特别是在内分泌的影响下，准妈妈的乳房会变得十分敏感，而且比较柔软，稍有不慎就可能造成损伤。因此，准妈妈要对乳房特别加强保护，以免受到刺激。

这是因为，此时如果刺激乳房、乳头，就可能会造成局部充血、兴奋，引起宫缩。当然，短暂且偶尔的宫缩造成早产的概率相对较小，但如果持续时间较长、反复多次而且比较粗暴的刺激乳房，就有可能加重宫缩程度，从而造成流产或者早产。不仅如此，如对乳房用力抚摸或挤压，还容易造成内部软组织挫伤、乳腺增生，或令乳房变形下垂。因此，准妈妈一定要保护好乳房和乳头，无论是过夫妻生活、按摩、清洗，都要放轻动作。

温馨提示

　　除了避免刺激乳房外，乳头破裂、乳头凹陷也是准妈妈应注意的，这两种情况均可能影响到日后的哺乳，特别是乳头破裂还可能引起炎症、疼痛感。准妈妈从怀孕第四个月起，就要经常用温和的洗剂和温水清洗乳头，并抹上乳液，防止乳头破裂。在发现乳头扁平或内陷后，及时就医，在医生指导下进行按摩。

❂ 孕期要注意口腔卫生

　　很多准妈妈在怀孕期间会发现口腔发生了变化，比如原本健康的牙龈出现红肿、出血、疼痛症状，口气也比从前明显。难道是患了口腔疾病？其实不然，女性在怀孕期间，会大量分泌性激素，造成牙龈组织血管扩张，导致局部血液淤积，使局部对刺激的反应过于敏感，再加上妊娠造成的维生素和无机盐相对不足，就容易引发各种口腔问题。为了避免患上妊娠牙龈炎，准妈妈们一定要注意口腔卫生保健。

1. 口腔的检查、治疗

　　定时进行口腔健康检查，以便能早发现、早预防、早治疗口腔疾病。这里的"早治疗"可不是刚怀孕就去治疗，而是说在准妈妈身体情况比较稳定的时候再来治疗。一般来说，怀孕前3个月最容易出现流产，而怀孕4～7个月时是治疗口腔疾病的最佳时机。在这一期间，不建议做侵入性治疗，最好选择安抚性治疗。

2. 做好口腔清洁

准妈妈在怀孕期间要保持口腔的清洁卫生，特别是加强用餐后的清洁卫生，做到早晚刷牙、饭后漱口，必要时可使用牙线、口腔含漱清洁剂、淡盐水等，以加强口腔的清洁力度，以除臭和抑制细菌繁殖。

3. 做"口腔运动"

在三餐之间各做一次"口腔运动"，有助于增强牙齿、牙龈的抵抗力。"口腔运动"可选择按摩牙龈或叩齿。

（1）牙刷按摩法　将牙刷刷毛扭转45°后压在牙龈上，然后放松牙刷，轻柔地上下刷，如此反复进行。

（2）舌头按摩法　舌尖均匀、柔和地从左到右按摩上牙床、下牙床，再按从右向左的顺序按摩一次。按摩时口腔内分泌的唾液不要吐掉，而是分三次缓缓咽下。

（3）手指口内按摩法　洗净手，在示（食）指上缠上干净的纱布，蘸冰水按照由前向后、由后向前的方向按摩外侧牙龈；按摩完毕后，再从牙冠向牙根部位按揉。按摩完外侧后，再以相同手法按揉内侧牙龈，交替重复5～10遍。这个方法虽然效果很好，但不适合牙龈肿痛的准妈妈，以免引发感染或加剧疼痛。

（4）手指口外按摩法　双手示（食）指、中指和环（无名）指并拢，从人中开始，分别向两侧嘴角适当发力按揉嘴唇上方，按摩完毕后再以相同手法按揉嘴唇下方，交替重复10次。

（5）叩齿法　每天早晚，上下牙齿有规律的叩齿50次，可先上下叩咬后牙，然后再叩门牙，叩齿时要稍用力使其发声。

4. 牙齿也需要营养

牙龈只有在营养摄入充足的情况下，才能饱满、水灵、健康，这就需要准妈妈比平时要摄入更丰富的蔬菜、水果，它们含有维生素、无机盐等营养成分，是让牙龈重新焕发活力的"魔药"呢！除此以外，准妈妈还可以适当吃一些粗粮，粗粮中不仅富含B族维生素，还有粗纤维成分，在咀嚼的过程中对牙龈、口腔肌肉也能起到按摩作用，加速血液循环，改善局部营养，促进牙龈和牙齿健康。

⚙ 自我矫正异常胎位

胎宝宝在子宫内的正常姿势为头部朝下、臀部朝上，胎宝宝的头部比臀部大，分娩时先出来有助于顺产。相反，如果是臀部先露出来，头部出来就比较困难，很容易引起难产。为了保证分娩的顺利，准妈妈一定要定期对胎位进行监测，发现有胎位不正情况时，可在医生指导下进行自我纠正。

1. 胸膝卧位法

采用胸膝卧位法，可选饭前、进餐后2小时、晨起或临睡前等几个时间段，准妈妈先排空尿液，松开裤带，躺在床上。双腿屈曲，大小腿之间成垂直角度，双膝打开与肩同宽，头向一侧歪，双手放在头部两侧。这种姿势能帮助胎头上顶到母体的横膈膜处，通过重心的改变使胎宝宝由臀位或横位变为头位。胸膝卧位法每天可做2～3次，每次15～20分钟。

2. 艾灸穴位法

准妈妈坐在椅子或沙发上，赤脚踩在矮凳上，松开腰带。家人可用艾条熏灸脚小趾的至阴穴，每天一次，每次15～20分钟。艾灸法也可配合胸膝卧位法一起使用。

3. 侧卧抚摩法

侧卧抚摩法适合横位和枕后位的胎位不正，准妈妈采取侧卧位，用全掌向侧卧方向轻轻抚摸腹壁，每天2次，每次10～15分钟。

采用以上方法纠正胎位一周后，准妈妈需要去医院进行复查。如果胎位仍然没有纠正，则需要由医生采取外倒转术；若到了临产前还无法纠正胎位，准妈妈需要立即住院，与医生商定采用恰当的分娩方式。即使胎位纠正过来，准妈妈也要坚持做自我胎位监护，以防止再发生胎位不正的问题。

⚙ 孕期要调整情绪

为什么怀孕条件基本相同，宝宝出生后，有的身体强壮、发育良好，有的却体弱多病、发育迟缓甚至停滞？这种情况与女性在孕期的情绪状况有很大联系。

虽然准妈妈与胎宝宝的神经系统并不直接联系，但她的情绪刺激能够引起自主神经系统活动，释放出乙酰胆碱等化学物质，引起内分泌变化。内分泌变化产生的激素会通过血流经胎盘、脐带进入胎宝宝体内，影响胎宝宝的发育。此外，当准妈妈精神过度紧张时，容易使大脑皮质兴奋性增强，导致大脑皮质与脏腑之间失去平衡，这就可能使处在发育关键期的宝宝受到影响，造成发育不正常。

不过准妈妈也不必过于担心，在察觉情绪出现剧烈波动时，只要及时加以调整，就可以将对胎宝宝的影响降至最低，平安迎接分娩。

（1）给自己多一些鼓励　从现在开始停止负面的批评，不要吝啬对自己的赞美，将自己值得肯定的优点都记录下来，有意识地引导内心向积极健康的方向前进。

（2）列一张幸福清单　怀孕是女人一生中最重要的时期之一，在这期间准妈妈会感受到家人的呵护、腹中宝宝的成长，这些不都是幸福的体验吗？为了让这种体验长久保留，不妨将自己觉得幸福的事情和感觉写在纸上，在盘点过程中，准妈妈会发现所拥有的幸福绝对超出自己的想象。

（3）学会换位思考　生活中难免有不开心的事发生，尤其准妈妈此阶段比较敏感，更容易看到事情负面的一面。其实，准妈妈如果能试着从对方的角度看问题，在某种程度上可以使怒气、怨气得以化解，更容易宽恕他人，这样自己就能从负面情绪中解脱出来。

（4）向他人倾诉、交流　准妈妈与其在家里"坐井观天"，不如多到户外走走，或者参加"妈妈教室"，与其他准妈妈一同交流、沟通，这样不仅有助于放松心情，还能学到各种孕产知识。

除了心理调节外，准妈妈还应在医生和家人的帮助下，制订科学有效的起居、饮食计划：每天保证8～9个小时的睡眠，适当进行锻炼，饮食搭配得当、营养均衡，从各方面将不良情绪扼杀在萌芽中。

孕期合理过夫妻生活

很多准妈妈在怀孕之后，为了不伤害到未出生的宝宝，只能放弃夫妻生活。其实，胎宝宝有羊水保护，在没有致危因素存在的情况下，合理的夫妻生活是不会伤害到它的，除非准妈妈和准爸爸缺少必要的生理卫生知识或者是动作剧烈或不恰当，才有可能对胎宝宝造成伤害。那么，准妈妈和准爸爸应该如何做，才能在保证健康的情况下继续享受夫妻生活呢？

1. 弄清楚不适合过性生活的情况

妊娠头三个月和后三个月内；妊娠呕吐剧烈的；有习惯性流产史的；有妊娠高血压综合征等严重并发症的；阴道出血或腹痛，且被医生认为有流产危险的。在这里特别说一下第一点和第二点。

妊娠头三个月，胎盘正处于发育时期，与母体宫壁的联系还不紧密，此时进行性生活容易造成流产。妊娠后三个月，胎宝宝开始向产道方向下降，子宫也逐渐张开，此时进行性生活容易使羊水被感染及破水，还有可能刺激子宫强烈收缩，从而诱发早产。所以，在这两个阶段是绝对禁止过夫妻生活的。

当准妈妈有剧烈的妊娠呕吐反应时，也不建议过夫妻生活。剧烈的妊娠呕吐会降低准妈妈的性功能，如勉强过夫妻生活，不仅准妈妈没有快感和性高潮，还可能对丈夫产生反感。另一方面，夫妻生活还会加重呕吐不适，有肝、肾功能损害者将会加重损害程度，有视网膜出血或视物模糊者将会加重出血情况。

2. 夫妻生活要注意清洁

除上面介绍的几种情况外，准妈妈都可以放心地过夫妻生活，但要注意的是保持局部清洁。性交前，夫妻二人均应认真清洗私处；性交过程中，手指不要进入引导以免引起过敏。

3. 使用避孕套

为了降低子宫收缩力度，准爸爸最好戴上避孕套。男性的精液中含有大量的前列腺素，对准妈妈的子宫有较大的刺激性，可引起子宫剧烈收缩，长此以往就有导致发生流产的危险。使用避孕套可以尽量减少子宫与精液的接触，避免引起剧烈收缩，同时还能隔离细菌。

温馨提示

很多人都想知道如何掌握孕期性生活的频率，其实，这并没有一个固定的数字，如果准妈妈身体有不适出现，就应该减少性生活次数。如果不适没有消失，就需要暂时停止性生活。

⚙ 孕期合理用药

在患某些病时需要服用药物，这是再正常不过的事情了，但对准妈妈却不一定适用。这是因为孕第3～12周，是胎宝宝器官分化、发育、形成的重要阶段，此时用药易引起流产或致胎儿畸形。孕第12周后，胎宝宝的重要器官基本发育完成，虽然不会因为用药而引起明显的先天畸形，但可能会影响胎宝宝的正常发育或造成器官功能异常。女性在孕期生理功能均发生改变，抵抗力较低，非常容易患病，如果不吃药，一些病原体就会侵入母体，它们对胎宝宝、准妈妈的影响远远超过药物的影响。这时，准妈妈就应权衡利弊，在医生指导下合理用药。

准妈妈可参考美国食品药品监督管理局制定的标准，选择最安全的药物。按药物的不同危害分级，药物可分为五个等级。

等　级	描　　述
A级	对胎儿伤害的可能性最小，没有致畸性
B级	动物实验未见对胎儿的危害，但对人类胎儿没有相关证据，建议在医师观察下使用
C级	动物实验对胎儿有不良影响，但对人类胎儿没有相关证据，建议在医生指导下，充分权衡药物对准妈妈、胎宝宝的利弊后谨慎使用
D级	对胎宝宝造成的伤害有确凿证据，只有在无药可选，且准妈妈病重的情况下考虑使用
X级	各种实验证实会导致胎宝宝异常，是绝对禁止的药物

在这里，A级药物具有优先性，其次是B级、C级，D级最次。但要注意的是，即使是A级药物，也需要由医生开出，准妈妈不能随便服用非处方药。同时，在服药时要注意：避免大剂量、长期用药，使用药物时把握最小有效量和最短有效疗程。如果条件允许局部用药，准妈妈应尽量避免全身用药，从而减少药毒在胎宝宝体内的蓄积。

孕期饮食常识

◎ 孕妇不可缺少的营养素

从得知怀孕的那一刻起，准妈妈就要为腹中胎宝宝的健康生长发育做好准备，为了达到这个目标，需要充分摄入营养素。要知道，母体营养充足与否，可是关系到胎宝宝大脑和神经系统等的发育，每一位准妈妈千万不能忽视这个问题，要保证孕早、中、晚期的营养配制与摄入。

1. 蛋白质

正常情况下，女性每天需蛋白质65～80克，在孕4～6个月时每日可增加15克，孕7～9个月时每日增加20克。充足的蛋白质有助于补充准妈妈的体力消耗，促进胎宝宝发育，并对产后哺乳、体力恢复也有帮助。

2. 脂肪

脂肪是准妈妈，特别是孕早期准妈妈不可缺少的营养物质，它能帮助子宫固定在盆腔中央，为胎宝宝提供安稳的生长环境。同时，它还能促进脂溶性维生素E的吸收，起到安胎作用。脂肪摄入量一般占准妈妈每日总热量的20%～30%。

3. 无机盐

无机盐包括钙、铁、铜、锰、锌、碘、硒等，这里特别提一下钙、铁的摄入量。准妈妈在孕4～6个月每日摄入钙1000克左右，孕7～9个月每日摄入钙1200克左右；每日摄入铁25毫克左右。

4. 维生素

维生素摄入是否充足，关系到准妈妈能否顺利度过妊娠期，能否避开流产、早产、生病的危险，因此准妈妈对维生素的需要量比平时高。例如，孕中晚期，维生素B_1参考摄入量为每日1.5毫克，维生素C每日130毫克，维生素D每日400国际单位，叶酸每日600微克。

5. 膳食纤维

膳食纤维可帮助准妈妈促进肠道蠕动，加快体内废物的排出，降低便秘、痔及糖尿病等妊娠期常见病症的发病率。成人膳食纤维的参考摄入量为每日

20 ～ 25克，准妈妈可在此基础上适当增加。

孕期饮食中的"三餐两点"

怎么样才能让胎儿和准妈妈更好地利用食物中的各种营养成分呢？除了要充分摄取这些营养外，还应该对食物进行合理分配，在此基础上养成规律有序的饮食习惯，学会科学安排每天的饮食。

1. 早餐

一日之计在于晨，准妈妈想要一整天都保持最佳状态，离不开早餐的帮助。早餐中的主食固然重要，但只吃主食会令血糖迅速升高、下降，从而使人产生疲倦感。让准妈妈充满活力的早餐应当是主副食搭配、干稀搭配的。例如，牛奶、粥、羹汤等搭配面包、馒头、花卷等，再佐以蔬菜、水果、鸡蛋、肉类，如果对肉类胃口不佳，可以用豆制品替换。这些食物营养丰富，健康清淡，能为准妈妈持续提供充沛的活力。

2. 加餐

一日中第一次加餐时间可选在上午10点半左右，此时早餐已经消化得差不多了，准妈妈会有饥饿的感觉，此时可吃两块饼干或两片面包，再适当搭配乳制品或水果，既可以缓解饥饿感，又能改善某些妊娠反应。

3. 午餐

很多准妈妈在午餐过后，常常觉得昏昏欲睡，这其实是中午吃了大量的含淀粉类食物，如米饭、土豆等，造成血糖迅速上升，从而产生困倦感。要想下午一直保持头脑清醒状态，准妈妈最好不要吃太多淀粉类食物，同时多吃些蔬菜等，以帮助分解食物中的糖类和氨基酸，使身体获取能量，保证大脑细胞获得充足氧气。在食物搭配上，午餐的主食最好选用发酵过的粗粮，除了蔬菜外，肉类也是必不可少的，食物总量控制在一天食物摄入量的40%

左右，不宜吃得过饱。

4. 加餐

餐后吃水果会增加准妈妈的胃肠负担，而将时间选在午休后2个小时，则能起到补充血糖、提神醒脑的作用。这也可以算作一次加餐，除了水果外，还可适当搭配坚果、饼干、面包等食物。

5. 晚餐

对于准妈妈来说，晚餐越简单越好，一顿丰盛、油腻的晚餐会延长人体消化时间，不仅会干扰准妈妈睡眠，长此以往还容易造成营养过剩。一般来说，只要能确保营养，晚餐的主食可以少吃一些，以降低热量摄入。但肉类、蔬菜、水果等是不能缺少的，可在"减量"的同时提高食物质量。同时，准妈妈还要特别避开容易产气的食物，如豆类、洋葱等，以免造成腹部胀气。

❀ 孕早、中、晚期怎么吃才营养

对于所有的准妈妈来说，都要经历孕早期、中期和晚期这三个阶段。在每一个阶段，身体功能及胎儿发育程度都是不一样的，这意味着在饮食需求上也要做适当的调整，才能满足准妈妈每个阶段的营养所需。那么，在孕早、中、晚期，准妈妈怎么吃才能保证营养摄取呢？

1. 孕早期

孕早期是指妊娠期的头三个月，这一阶段是胚胎形成阶段，需要各种营养，但无需特别补充，准妈妈如能在正常饮食的前提下适当增加蛋白质、碳水化合物的摄入量就能基本满足胚胎组织正常发育需要。蛋白质摄入量每天不少于40克，可从豆制品、鱼类、禽畜肉、蛋乳类中摄取；每天还应摄取150克以上的碳水化合物，换算成主食大约200克。同时，适当增加核桃仁、芝麻、海产品等富含钙、磷、铜、锌食物的摄取。

2. 孕中期

孕中期是指妊娠4～7个月，由于胎儿生长发育迅速，对营养需求量甚大，所以孕中期准妈妈不仅要提高饮食量，以获取丰富营养，对食物质量的要求也很高。每日主食量应达到或高于400克，有500克左右的蔬菜，200克左右的水果，1～2个鸡蛋，50～100克瘦肉，100～150克豆类及其制品。除此以外，适当吃一些动物肝脏、动物血液、海带、紫菜、虾皮、核桃仁、花生、芝麻等，有助于实现优生。当然，摄入营养不能过量，特别是热量，孕中期每天增加200千卡即可，热量分配比例为碳水化合物占60%～70%，脂肪占20%～25%，蛋白质占15%～20%。

3. 孕晚期

孕晚期是指妊娠期的最后3个月，在这一阶段胎儿生长发育速度最快，对营养需求量很大，为保证胎宝宝在出生后体内储存足够的钙、铁等，也为了满足自身所需，准妈妈需要在营养方面适度调整。每天平均膳食增加9克以上的动物蛋白或15克植物蛋白，相当于300克牛奶、2个鸡蛋或50克瘦肉，或200克豆腐；每天摄入主食380～420克，并保证每天吃500克蔬菜和100克水果，适当喝一些补钙效果较好的汤（骨头汤、虾皮汤等），多吃芝麻、海带以及富含维生素B_1等的食物。

◎ 避免狼吞虎咽

进食是为了充分吸收营养，但是胃口恢复正常的准妈妈在饥饿的"驱使"下，进食时容易出现狼吞虎咽的情况。这一饮食习惯会令食物未经充分咀嚼就进入肠胃道，引发一系列弊端。比如，食物与消化液接触面缩小，从而间接影响人体对营养的吸收利用，孕妇原本就比正常人需要的营养要多一些，这样一来就有可能出现营养不良等情况，同时间接影响到胎宝宝的营养摄取。再比如说，孕妇的脾胃功能比正常人要弱一些，狼吞虎咽会加大胃肠负担，更容易引起肠胃不适或疾病。因此，我们提倡准妈妈一定要细嚼慢咽，增加对食物的咀嚼次数，这对于准妈妈和胎宝宝来说更为必要。

当然，狼吞虎咽是长时间养成的饮食习惯，这就需要准妈妈在日常饮食时要特别注意放慢进食速度。例如，吃饭前给自己规定，每口饭菜必须咀嚼20～30次才能咽下；尝试用左手（或平时不惯用的手）夹菜，可延长吃饭时间；吃饭时先用筷子将菜肴夹到碗里，然后再改用勺子舀进嘴里，这样轮流使用餐具，可保证有充足的时间来咀嚼食物。

❀ 饮食清淡，慎用调料

女性怀孕后，味觉会发生改变，原本口淡的人可能会对口味重的食物感兴趣，于是在烹饪菜肴时不自觉地增加调料使用量。

大量使用调味料确实会为菜肴增添味道，却容易使准妈妈摄入过多的盐分。盐分摄入过多，不仅会诱发妊娠高血压、水肿、肾病等多种疾病，还会影响到胎儿发育，增加死胎、缺陷儿的发生率。

因此，准妈妈，特别是原本就患有"三高"（高血压、高血脂、高血糖）、肾病的准妈妈，更要坚持低盐、轻味的饮食原则，在使用调味料时一定要仔细阅读配料表，如沙茶酱、酱油、咖喱、番茄酱等调味品也含有钠盐成分，如果使用这些调料，就应相应减少盐的摄取。这样一来，不仅有利于孕期健康和产后恢复，还能为宝宝培养出良好的饮食习惯，一举两得。

❀ 选择健康的孕期零食

大多数女性都比较喜欢吃零食，可是在孕后为了宝宝健康，只能忍痛放弃这个"爱好"。其实，准妈妈们大可不必这么"决绝"，因为有的零食含有的营养是非常有益的，适当摄取不但没有害处，反而好处多多。那么，这些健康零食都有哪些呢?

1. 全麦制品

全麦制品有饼干、面包、燕麦片等,它们有淡淡的麦香和甜味,可改善准妈妈食欲缺乏情况,还能为身体提供热量,为胃肠蠕动提供动力。而且这一类食物携带方便,不管是在家、坐车还是在办公室,一旦感觉饿了或者有妊娠呕吐等反应,就可以吃上几块,能有效缓解不适反应,同时保证血糖平衡,令准妈妈精力充沛!

2. 坚果

常见的坚果有核桃仁、松子、榛子、花生、栗子等,这些食物中富含不饱和脂肪酸、镁、锌等,且能提供能量。不过,对坚果过敏的准妈妈最好避开过敏原。此外,坚果中的油脂含量较高,一次食用不宜超过40克,以免引起消化不良或肠胃功能紊乱,以及脂肪堆积。

3. 乳制品

酸奶、乳酪、牛奶(低脂牛奶除外)等是钙、维生素D、蛋白质的优质来源,也是不错的孕期健康小零食。除了刚才提到的乳制品外,准妈妈还可以选择孕妇配方奶粉。

孕妇配方奶粉是一种低乳糖的配方奶粉,是在牛奶基础上添加了孕期所需要的叶酸、铁、锌、钙、亚麻酸、亚油酸、维生素B_{12}等营养素,可帮助准妈妈补充叶酸、缓解孕期不适,并能促进胎宝宝大脑发育。如果有条件,可在孕前一年内开始喝,也可从确定怀孕后开始饮用。孕妇配方奶粉饮用量可参考产品说明,一般每天1~2杯足矣,不能擅自增加饮用量把它当水喝。如果准妈妈想用孕妇配方奶粉代替饮料,可以每次少放奶粉,多加水,冲的淡一些。

不是所有的准妈妈都适合喝孕妇配方奶粉,所以在饮用前应咨询医生,如果有贫血、严重缺钙等情况,还应根据医生诊断补充钙剂和铁剂等。

❂ 科学、健康喝水

喝水对于孕期健康是非常重要的：水能促进血液将营养带给胎宝宝；水能够稀释尿液浓度，减少感染的风险；水还可以改善便秘，预防痔；水能避免准妈妈在孕晚期因脱水引起宫缩，导致早产。

水的好处如此多，但对于准妈妈来说并不是任何水都适合，也不是喝得越多就越好。实际上，对于水的种类及饮水量是有一定讲究的。研究证明，白开水是补充人体水分最好的物质，最容易被人体吸收，而且解渴效果非常好。这里的白开水是指烧开且未经反复加热的水。反复煮沸会增加水中亚硝酸离子含量，令血液中的低铁血红蛋白结合成为不能携带氧气的高铁蛋白，导致细胞供氧不足。

为了保证准妈妈体内水分充足，能维持各组织运作所需，准妈妈不要等到口渴后才喝水，而是定时、定量饮水，以免一次性大量饮水，使水渗透到细胞内，使细胞肿胀，导致水中毒。一般来说，怀孕期间从晨起算起，尽量每2小时饮水一次，每天8次，每次不少于200毫升，全天不少于1600毫升，最多可喝2500毫升左右。为避免漾水，一杯水最好分数口喝完。

温馨提示

除了白开水外，准妈妈还可从汤、鲜榨蔬果汁、牛奶等食物中摄取水分，但摄入量不宜过多，且要相应减少喝白开水量。

❂ 少食或禁食的食物

一个人吃两个人补，这句话对准妈妈来说再适合不过了，不过如果吃不正确，受到的伤害也是"双份"的。有些食物不但对准妈妈无益，更可能严重危害胎宝宝的正常发育。为了优孕优育，也为了保证自身健康，准妈妈应少吃或不吃下面这些食物。

1. 少吃刺激性食物

刺激性食物是指葱、姜、蒜、辣椒、茴香、桂皮、芥末、咖喱粉等调料或蔬菜。这一类食物虽然有提脑醒神、促进食欲的功效，却会对消化系统产生一定的刺激，过多食用可能会引发或加重孕期便秘、水肿、痔等问题，并间接造成胎动不安、早产、流产等不良后果。

2. 少吃火锅

火锅原料为生鲜食物，可能含有弓形虫幼虫，如果在涮烫时没有完全烫熟，幼虫是不会被杀死的，进入人体后会通过胎盘感染到胎儿，严重者会导致胎儿畸形。此外，反复煮沸的火锅汤中含有大量的嘌呤、胆固醇等，饮用后容易导致肥胖、高血压等。因此，准妈妈最好少吃火锅，即使吃也要把材料彻底涮熟后再食用，并避免用同一双筷子取生食和熟食。

3. 少吃罐头

罐头食品取食方便，味道鲜美，不用烹饪就可以直接吃，这种便利当然也要付出健康的代价。罐头中含有一定的添加剂，如人工合成色素、甜味剂、防腐剂等，这些物质原本对正常人影响不大，可以通过代谢、排泄等化解或排出，但准妈妈不同，准妈妈的体内系统发生一系列生理变化，解毒和代谢功能受到一定影响，并使有毒物质通过胎盘循环进入胎儿体内，对胚胎有一定影响。此外，罐头食品在制作、运输、储存过程中如果消毒不彻底或保存不当，就会导致食物被细菌污染，误食后可造成食物中毒。

4. 少吃精加工粮食

白米、白面口感较好，深受大多数人的青睐，但对于准妈妈来说最好少吃这类精加工粮食。谷物中含有丰富的无机盐和维生素，这些营养都是准妈妈和胎宝宝最需要的。在加工过程中，这些营养成分会大大耗损，如果准妈妈只吃白米、白面，就会导致营养摄入不足，不仅会引发或加重便秘等问题，还会增加糖尿病、肥胖等发病率。准妈妈要尽量少吃精细食物，而要适当增加粗粮的摄入。

5. 少吃生冷食物

生冷食物既包括生鱼片、牡蛎等可生吃的食物、冷饮，还包括性寒凉的食物，如苦瓜、莲藕等。生鱼片、牡蛎等生鲜食物未经高温消毒，细菌进入人体后会通过胎盘对胎儿造成感染。而冷饮及性寒凉食物，会对胃肠造成一定的刺激，特别是冷饮，过量食用会引起胃肠血管骤缩，胃液分泌减少，引起食欲缺乏、消化不良、腹泻、胃痛、腹痛等症状。此外，大量饮用冷饮还会降低呼吸道抵抗力，使潜伏在局部的细菌、病毒乘机而入，诱发头痛、咽痛，甚至是上呼吸道感染、扁桃体炎。胎儿对冷的刺激也非常敏感，当准妈妈吃冷饮时胎儿会因为冷的刺激而在宫内躁动不安，对健康发育极为不利，更有可能令准妈妈因宫寒而流产。

6. 不喝浓茶、咖啡和碳酸饮料

茶叶中含茶多酚、维生素C、锌等有益成分，准妈妈适当饮用不仅能补充自身及胎宝宝的所需，还能增加食欲。不过茶叶中还含有鞣酸、茶碱及咖啡碱等成分，与铁元素结合后会妨碍人体对铁的吸收，准妈妈如果饮用浓茶，就可能诱发妊娠贫血。此外，饮用浓茶还会令准妈妈心跳加速、尿量增多，大大增加心脏、肾脏负担。对此，我们主张，准妈妈可以适当饮淡茶，但绝对不能喝浓茶。

咖啡中含有咖啡因，不仅会造成准妈妈心跳加速、影响睡眠，还可能提高胎儿致畸风险，甚至导致死胎。准妈妈在妊娠期间应停止饮用咖啡及其他含咖啡因的饮料。

碳酸饮料中含有大量的磷酸盐和钠，不仅会加重水肿，还会大大降低血液中含铁量，造成缺铁，从而影响准妈妈健康和胎儿发育。

7. 少吃酸味食物

很多准妈妈喜欢吃酸味食物，这其实是机体自我调节的一种方式，在绒毛膜促性腺激素的作用下，准妈妈的胃酸分泌明显减少，各种消化酶的活性也降低，因此会出现恶心、呕吐等反应。此时适当吃一些酸味食物可以刺激胃液分泌、提高消化酶活性，但如果过量食用，就可能会令子宫因刺激而收缩，从而导致流产。

8. 少吃肝脏类食物

肝脏类食物含有丰富的维生素A，可补充妊娠期所需，但如果摄取过多，就会导致准妈妈体内维生素A蓄积，易造成胎儿耳部发育缺陷、胸腹发育不全，还会造成准妈妈体内胆固醇过高。故肝脏不宜多吃，每周1次，每次不超过50克。

⚙ 临产前怎样饮食

好不容易到了临产期，可是子宫收缩的干扰及睡眠不足，令准妈妈因为疼痛或烦躁而无心饮食。这种情形对分娩是非常不利的，生产相当于一次重体力劳动，如果没有足够的能量供给，很容易令准妈妈没有体力促进宫缩，并且容易造成脱水，间接影响胎盘的供血量，容易造成胎宝宝宫内缺氧。为了保证在分娩时有充足的体力，准妈妈还应重视产前的饮食调节。

1. 第一产程

在第一产程时，不需要准妈妈过度用力，可吃一些细软、清淡、易消化的食物，以碳水化合物性食物为主。这一类食物营养价值和热量较高，能快速为身体供给营养，而且消化较快，在胃内停留时间较短，从而避免准妈妈在宫缩时，出现恶心、呕吐及其他不适。

2. 第二产程

进入第二产程，子宫口开全了，此时大多数准妈妈不愿进食，为保证水分和能量供给，可吃一些易消化、高能量的食物，如牛奶、巧克力等，同时适当喝点果汁、菜汤等补充消耗的水分。如果准妈妈确实无法进食，也可通过输入葡萄糖等来补充能量。

温馨提示

巧克力比较适合准妈妈在临产前食用，这是因为巧克力富含优质碳水化合物，能够在短时间内被吸收、消化，产生大量热能，为准妈妈分娩提供动力。此外，巧克力味道香甜、体积小，吃起来也很方便，容易被准妈妈接受，非常适合产前食用。

◎ 走出孕期进补误区

怀孕适当补一补，对准妈妈本身和胎宝宝都是有利的，但如果准妈妈"补"过了头，就有可能造成营养过剩，出现体重增长过快、过于肥胖的现象。除了准妈妈可能会面临高血压、心血管疾病等威胁外，对胎儿最直接的危害就是"巨大儿"，在分娩时因体型巨大而造成局部骨折、窒息、低血糖等；即使顺利分娩，也可能会因为身体脂肪细胞大量增殖，成为肥胖儿。

由此可见，孕期进补不是越多越好。为了更好地判断准妈妈是否有营养过剩之虞，我们可以通过体重变化来判定。一般来说在孕早期，准妈妈体重增加不会超过1千克；到了孕中期，体重每周增加250～350克，一共增加4千克左右；孕晚期，体重每周增加500克左右，共增加6千克左右。

为了避免孕期营养过剩带来不良影响，准妈妈在日常饮食中应保证营养均衡、适量摄取，同时还应避免盲目服用补品。

补品	注意事项
海马	海马具有性激素作用，有催产的功效，适合准妈妈在临产或难产之际服用，怀孕早、中期切勿服食
龙眼	女性怀孕后，体质一般偏热，阴血不足，龙眼为热性补品，过量食用易加重上火症状，孕期尽量少吃
燕窝	燕窝具有一定的滋补性，在条件允许的情况下，准妈妈在孕早期每天或隔天食用3～5克；在孕中期每天吃一次，每次3～5克；孕晚期每天或隔天食用3～5克
鸡蛋	鸡蛋营养全面，但不宜多吃，否则既不利于吸收，还会影响其他营养物质的摄取，每天吃1～3个即可
参类	参类有补虚扶正等功效，可提高自身免疫力，准妈妈可在医生指导下服用。孕早期，体质虚弱的准妈妈可适当服用红参（3～10克），体质偏热者服用生晒参（10～15克）；孕中、晚期，水肿明显、动则气短者可服用红参（3～10克），体质偏热者服用西洋参（3～10克）；临产前不提倡服用参类。如果出现各种不适，应立刻停服。
灵芝	灵芝可增强免疫力，调节血糖，控制血压，保护肝脏，促进睡眠，并有利尿、净血、解毒之功效，准妈妈可适当食用，但要少吃。体质偏热者不宜食用
鹿茸	准妈妈不宜服用鹿茸，容易加剧孕吐、便秘、高血压、水肿等症状，甚至引发流产、死胎

孕期食谱推荐

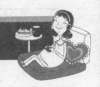

☉ 早餐食谱

奶油馒头

 材料 面粉300克，牛奶、奶油各50克，鸡蛋3个，酵母、白糖各适量。

做法

① 把酵母和等量的白糖混合，加入温牛奶化开，静置到酵母液表面浮起泡沫。

② 把鸡蛋打散，和奶油、酵母液混合。

③ 加入面粉，和成面团，静置到面团发酵到两倍大，再分成大小相同的小面团，揉成馒头形状，静置一会，上屉蒸8分钟左右即可。

❋ **保健功效** 经过发酵的馒头有利于消化吸收，而且奶油馒头味道香甜可口，很适合早孕反应比较严重、胃口不佳的孕妇食用。

竹菇姜粥

材料 小米100克，竹菇30克，生姜5克，盐适量。

做法

① 将竹菇洗净，放入沙锅内，加水煎汁，去渣。

② 将生姜去外皮，用清水洗净，切成细丝。

③ 将小米淘洗干净，直接放入洗净的锅内，加清水适量，置于火上，旺火煮沸。

④ 加入生姜丝，煮至粥将熟时，兑入竹菇汁，再煮至沸即成，最后，加入盐调味即可。

❋ **保健功效** 小米有清热解渴、健胃除湿、和胃安眠等功效，并能为孕妇和胎儿提供丰富的B族维生素。竹菇中蛋白质的含量比一般蔬菜、水果要高。生姜具有清胃和中、除烦止呕的功效，是治疗恶心、呕吐的食材，对缓解早孕反应效果明显。

酸奶紫薯饼

材料 紫薯130克，面粉80克，酸奶50克，糖30克，鸡蛋2个，植物油适量。

做法

① 紫薯洗净，削皮刨丝备用。

② 鸡蛋磕入碗内，打散备用。

③ 将紫薯丝、鸡蛋液放在一起，加入酸奶搅匀，做成紫薯酸奶蛋液备用。

④ 糖用少量温水化开，和面粉一起兑入紫薯酸奶蛋液中，搅匀，成糊状备用。

⑤ 平底锅烧热，抹油，将面糊倒入，用勺背慢慢按压成薄薄的饼，用小火慢慢将两面煎成金黄色即可。

保健功效 紫薯营养丰富且具特殊保健功能，它含有20%左右的蛋白质，18种氨基酸（易被人体消化和吸收），8种维生素（包括维生素C、B族维生素、维生素A等）和磷、铁等十多种矿物质，可为妊娠2个月的孕妇提供较全面的营养素。

南瓜紫米饭

材料 南瓜1个，紫米100克，红豆30克，糯米20克，葡萄干10克，枸杞子5克，蜂蜜、红糖各少许。

做法

① 将紫米、糯米清洗干净后放入蒸锅，加入适量水（水以没过紫米3厘米左右为最好）蒸至上汽，改中火再蒸15分钟取出。

② 在锅中加入少量清水，加入蜂蜜、红糖，烧开后取出放小碗备用。

③ 将南瓜洗净切开，挖出南瓜瓤，待洗净后放入蒸好的紫米饭中，再加入蜜汁，放入蒸锅继续蒸20分钟，撒上葡萄干、枸杞子作为装饰即可。

保健功效 南瓜富含纤维、多种维生素以及磷、钾、钙、镁、锌、硅、钴等矿物质，可以促进糖代谢、增强孕妇机体免疫力。紫米中含有丰富的蛋白质、脂肪、赖氨酸、维生素B₂、维生素B₁、叶酸等多种维生素，以及铁、锌等人体所需的微量元素，怀孕3个月时，胎儿的骨骼和大脑都加快发育，孕妇需要补充这些营养素以满足胎儿的营养需求。

小米蛋奶粥

🥕 **材料**　牛奶300克，小米100克，白糖10克，鸡蛋3个。

🔪 **做法**

① 将小米淘洗干净，用冷水浸泡1小时，然后捞出沥干水备用。

② 粥锅洗净，加入体积5倍于小米的清水，然后放入小米，先用旺火煮至小米开花，后加入牛奶继续煮至米粒松软烂熟。

③ 鸡蛋打入碗中调匀，加入奶粥中，加白糖熬化即可。

❋ **保健功效**　此粥营养丰富，含有蛋白质、多种矿物质和维生素。尤其是鸡蛋中还富含DHA和卵磷脂、卵黄素，对胎儿的神经系统和器官发育大有裨益，并能健脑益智。

香椿蛋炒饭

🥕 **材料**　米饭250克，香椿芽100克，瘦猪肉50克，植物油10克，鸡蛋2个，盐、水淀粉各适量。

🔪 **做法**

① 将瘦猪肉洗净切成细丝，放到碗里加入盐、水淀粉、少许蛋清，拌匀。

② 将鸡蛋打入碗中，加入盐拌匀。

③ 香椿芽摘去干叶、烂叶，洗净后切末备用。

④ 在锅内加入少许植物油，烧至四成熟，放入瘦猪肉丝炒至变色后盛出。

⑤ 另起锅加入植物油烧热，倒入鸡蛋液，炒出蛋花后，加入瘦猪肉丝、香椿末，翻炒均匀，然后倒入米饭拌匀即可。

❋ **保健功效**　此炒饭可以为孕妇提供丰富的蛋白质、碳水化合物、维生素和钙、磷等矿物质。怀孕3个月时是胎儿血肉、骨骼生长的关键时期，此食谱对生成胎儿的血肉、骨骼起着一定的营养辅助作用。

山药蛋黄粥

🥕 **材料** 山药30克，熟鸡蛋黄3个，白糖适量。

🍠 **做法**

① 将山药洗净去皮，切成块，加入适量的凉开水，然后放入搅拌机打碎拌匀。

② 将熟鸡蛋黄捣烂备用。

③ 将山药浆倒入锅里煮开，并不断用筷子搅拌，待沸腾2～3分钟后，加入蛋黄，煮熟即可。

④ 食用时，可根据个人口味加适量白糖调味。

❋ **保健功效** 蛋黄中主要含有卵黄蛋白、蛋黄卵磷脂、甘油三酯及胆固醇等，蛋黄中还含有丰富的矿物质，其中以铁、硫、磷为最多，为胎儿的大脑和骨骼发育提供充足的营养。

猪肝烩饭

🥕 **材料** 米饭100克，猪肝、瘦肉、虾仁、胡萝卜各15克，蒜末10克，酱油、植物油、香油、淀粉、料酒、盐、白糖各适量。

🍠 **做法**

① 将猪肝、瘦肉洗净，然后切片，加入少许酱油、料酒、白糖、盐、淀粉腌制10分钟左右。

② 将胡萝卜洗净，削皮后切成片备用。

③ 锅置火上，加入少许植物油，烧热后加入蒜末爆香，放入虾仁、猪肝片、瘦肉片，稍微炒下盛出。

④ 另起锅，放入植物油，烧至七八成熟时加入胡萝卜片炒至断生，加入盐、酱油、虾仁、猪肝片、瘦肉片和少量的清水，用小火煮5分钟盛出，放在米饭上，滴几滴香油拌匀即可。

❋ **保健功效** 怀孕5个月时，胎儿肝脏在这个时期开始造血。孕妇吃些猪肝不仅可以补肝养血，还能防治贫血和水肿，可以增加对胎儿的血液供应和防止早产。但要适量！

鸡肉蘑菇粥

材料 鸡胸肉、鲜蘑菇各150克，珍珠米80克，胡萝卜70克，色拉油20克，姜5克，盐适量。

做法

① 珍珠米淘洗干净，用清水浸泡2小时备用。

② 鸡胸肉洗净，切成1厘米见方的小丁备用。

③ 鲜蘑菇洗净，切成0.5厘米见方的小丁备用。

④ 胡萝卜洗净，削皮后切成0.5厘米见方的小丁备用。

⑤ 姜洗净，削皮后切成细丝备用。

⑥ 粥锅中加入体积6倍于珍珠米的清水，大火烧开后倒入珍珠米，烧开后转中火，用筷子顺时针不时的搅拌，煮15分钟左右。

⑦ 炒锅洗净，置火上烧干后倒入色拉油，烧至七成热时，下入姜丝爆香，然后放入鸡丁和蘑菇丁翻炒变色，最后加入胡萝卜丁煸炒30秒。

⑧ 把炒好的鸡肉料倒入粥锅里，继续小火煮20分钟，加盐调味即可。

保健功效 鸡肉富有丰富的蛋白质，而且少脂肪。蘑菇中含有人体难以消化的粗纤维、半粗纤维和木质素，可保持肠内水分平衡，还可吸收余下的胆固醇、糖分，将其排出体外，对预防孕妇便秘有很明显的作用。

玉米面蒸饺

材料 玉米面500克，韭菜300克，粉条、小麦面粉各100克，熟植物油、香油各50克，虾皮40克，酱、盐、花椒粉各适量。

做法

① 韭菜摘洗干净，切成碎末；虾皮用清水漂洗干净，挤去水分；粉条用水发好剁碎。

② 将粉条碎、虾皮放入盆内，加酱、盐、花椒粉拌匀，再放入韭菜碎，浇上熟植物油、香油，拌匀成馅。

③ 锅置火上，加清水400毫升烧沸，把玉米面徐徐撒入，同时用筷子搅拌，后倒在案板上稍晾一会儿，用手拌和好，用小麦面粉做扑面，揉搓成细条，揪20个剂子，剂口朝上摆好，再撒上一层小麦面粉，用手将剂子按扁，将剂子用擀面杖擀成直径10厘米的圆皮，包入馅料，捏成饺子，上笼用旺火蒸15分钟即成。

❈ **保健功效** 玉米中富含钙、磷、镁、铁、硒等及维生素A、维生素B$_1$、维生素B$_2$、维生素B$_6$、维生素E和胡萝卜素等，对于预防和改善妊娠水肿有一定的效果。

什锦粥

材料 糯米150克，红豆、无芯莲子、栗子、花生、大枣各25克，白糖适量。

做法

① 将栗子煮熟，用冷水冷却后切为两半，剥掉壳。

② 将花生用开水泡片刻，不剥红衣，将花生、无芯莲子、红豆放在蒸锅内蒸熟备用。

③ 将淘洗过的糯米和以上原料混合，先加适量水煮沸，后改用文火煮至米粒、大枣和栗子均已熟酥，加适量白糖搅匀即可。

❈ **保健功效** 大枣富含铁，其中所含的芦丁是一种使血管软化、从而使血压降低的物质，对妊高征有防治功效。此粥营养丰富，滋身健体，最适合怀孕1个月的孕妇。

猪肉冬瓜饺

材料 冬瓜1000克，富强粉600克，猪肉350克，酱油25克，葱末、香油、熟植物油各20克，精盐15克，姜末5克。

做法

① 将富强粉放入盆内，加入温水和成面团，揉匀揉透，盖上洁净的湿布略饧。

② 将冬瓜去皮去瓤洗净，擦成丝，加入少许精盐拌匀，沥干水分。

③ 将猪肉洗净，剁成肉茸，放入盆内，并加入葱末、姜末、酱油、精盐搅至肉

馅发黏，加入香油、熟植物油、冬瓜丝拌匀，即成馅料。

④ 将面团放在案板上，搓成长条，分成小剂，擀成中间稍厚、四边略薄的圆皮，包入馅，捏成饺子生坯。

⑤ 锅内倒入水，烧沸后，下入饺子生坯，边下边用勺轻轻顺一个方向推动，下满盖上锅盖，直到饺子浮出水面，用沸而不腾的火候焖煮4～5分钟，沸后倒入少许冷水，再沸再倒入冷水，煮至水饺熟透，即可出锅食用。

✳ 保健功效 中医学认为，冬瓜味甘、淡，性凉，入肺、大肠、小肠、膀胱经；具有润肺生津、化痰止渴、利尿消肿、清热祛湿、解毒排脓的功效，妊娠8个月的孕妇很容易水肿，此食谱非常适合妊娠晚期孕妇食用。

✿ 上午加餐食谱

香葱豆渣饼

🥕 材料 豆渣100克，葱、面粉各30克，植物油10克，鸡蛋3个，盐、糖各适量。

🐟 做法

① 葱剥去外皮，摘去干叶、掐去须根后，切成葱花备用。

② 将豆渣装入碗中，然后把葱花放入豆渣中并打入鸡蛋，将适量盐、糖加入其中，再放入面粉搅拌均匀。

③ 把搅拌好的豆渣逐个做成曲奇饼的大小，码入盘中隔水蒸15分钟。

④ 在平底锅中放少许植物油，把蒸过的豆渣饼放到锅中煎成双面金黄色即可。

✳ 保健功效 豆渣含有粗纤维、蛋白质和不饱和脂肪酸，不仅可以为妊娠1个月的孕妇提供优质蛋白质，还可以促进消化。

荷叶莲子粥

🥕 材料 粳米110克，莲子50克，干荷叶30克，枸杞子5克，冰糖适量。

🐟 做法

① 干荷叶洗净，剪成条状备用。

② 莲子洗净，对剖开剔去绿色的莲子芯，用清水泡软备用。

③ 枸杞子拣去杂质，洗净后用清水泡软备用。

④ 粳米洗净，用清水浸泡1小时备用。

⑤ 粥锅洗净，加入足量清水，放入干荷叶条后置火上，用大火煮30分钟。

⑥ 把荷叶条捞出，然后放入粳米煮至半熟时加入莲子煮约10分钟。

⑦ 加入枸杞子，煮开后，放入冰糖，并搅拌均匀即可。

⊛ 保健功效 荷叶具有清热解暑的作用，莲子可以养心安神，对于孕妇预防早产、腰酸有很好的效果。

烤全麦面包

材料 全麦面粉300克，干酵母6克，糖粉、橄榄油各12克，盐6克，燕麦片适量。

做法

① 将所有材料（除燕麦片）搅拌揉和成面团。在案板上用力揉10分钟左右，直到面团表面光滑，然后盖上保鲜膜，放在28℃左右条件下发酵1个半小时。

② 将发酵好的面团分割成两份，滚成圆形，然后饧发15分钟。

③ 将饧发好的面团按扁，从中间向两端擀成长条，然后将面团翻面，旋转90°，沿着长边从上往下卷起来。卷好后，面团呈长条状。

④ 将卷好的面团放入烤盘，在表面洒一层水。等待片刻，等面团表面产生黏性后，撒上一些燕麦片。最后发酵，在38℃的条件下，静置大概40分钟。

⑤ 发酵好后，放入预热至200℃的烤箱中，烤25分钟左右，至面包表面金黄色即可。

⊛ 保健功效 全麦面包含有丰富的粗纤维、维生素E、B族维生素以及锌、钾等矿物质，可以帮助孕妇减轻恶心、呕吐症状。

豆腐皮粥

🥕 材料 粳米100克，豆腐皮50克，冰糖适量。

🥄 做法

① 豆腐皮洗净，并切成小块。

② 粳米淘洗干净，用清水浸泡1小时后放入洗净的粥锅，加体积5倍于粳米的清水，置火上烧开。

③ 将切好的豆腐皮块和冰糖加入粥锅中，用慢火煮成粥即可。

❀ 保健功效 豆腐皮营养丰富，富含蛋白质、氨基酸，还有铁等人体必需的微量元素，可以为孕早期孕妇提供充足的营养。

葱汁鸡蛋饼

🥕 材料 面粉100克，葱80克，鸡蛋2个，植物油、盐各适量。

🥄 做法

① 葱剥去外皮，掐掉根须、摘掉干叶后切成小段，加盐加水用榨汁机榨成葱汁备用。

② 面粉放入一大碗中，磕入鸡蛋，再加入葱汁和适量盐，调成稀面糊备用。

③ 平底锅洗净，置火上烧干后擦一层植物油，然后倒入面糊，摊成一个圆饼。

④ 待饼面变硬后翻面，等饼成金黄色时即可起锅。

❀ 保健功效 鸡蛋中富含优质蛋白质，其中含有人体必需的8种氨基酸，并与人体蛋白的组成极为近似，人体对鸡蛋蛋白质的吸收率可高达98%。蛋黄中含有丰富的卵磷脂、固醇类、蛋黄素以及钙、磷、铁、维生素A、维生素D及B族维生素。这些对胎儿的大脑和神经系统的发育大有裨益。

金玉汤圆

🥕 材料 南瓜400克，糯米粉250克，红豆馅250克。

做法

① 南瓜洗净、去皮后隔水蒸熟碾成泥备用。

② 把碾好的南瓜泥和糯米粉混合揉成南瓜糯米面团，搓成条，再切成大小均匀的小剂子。

③ 把剂子按成扁圆的厚片，包入红豆馅，用手掌搓成大小均匀的圆球，最后下入滚水中煮熟即可。

保健功效 糯米温和滋补，适用于脾胃虚寒所致的反胃、食欲减少、泄泻和气虚引起的虚汗、气短乏力、妊娠腹坠胀等症。红豆馅香甜可口，非常适合孕中反应强烈、胃口欠佳的女性。

绿茶水果寿司

材料 米饭50克，白醋40克，白糖45克，猕猴桃、火龙果各20克，绿茶粉2克，海苔1张，鸡蛋2个，食盐、酱油、芥末各适量。

做法

① 大米洗干净后用水浸泡半个小时，用电饭锅煮熟，煮熟后不要急着打开盖子，焖15分钟再开米饭会更软糯。

② 将白醋、白糖、绿茶粉和食盐混合成绿茶寿司醋，米饭还热时拌入适量的绿茶寿司醋，并用饭勺翻拌均匀，待米饭冷却后使用。

③ 鸡蛋磕入碗中搅散后入锅煎成蛋皮，并切成长条。

④ 火龙果和猕猴桃去皮后切长条。取酱油、芥末各适量，调成调味汁。

⑤ 洗净双手，将海苔光滑的一面朝下铺在竹帘上，在上面均匀的铺上一层寿司饭，前端留出1厘米的空白，将蛋皮条和水果条码放在上面。

⑥ 卷成寿司卷，用刀切成小段，蘸调味汁即可。

保健功效 海苔含有丰富的维生素和矿物质，它含有12种维生素，特别是维生素B_{12}，有活跃脑神经的作用，对胎儿的脑神经发育很有益处。猕猴桃富含维生素C和膳食纤维，可助消化，并有效改善孕妇的便秘症状。

罗勒土豆饼

材料 土豆100克，培根30克，胡萝卜15克，新鲜罗勒叶10克，植物油、盐、黑胡椒粉各适量。

做法

① 土豆去皮切条，入蒸锅蒸20分钟左右至绵软，取出后趁热压碎备用。

② 胡萝卜洗净，削皮后切丝备用。

③ 煎锅加热后放少许植物油，放入培根煎至两面金黄取出，用锅里剩余的油继续炒一下胡萝卜丝，盛出备用。

④ 土豆泥放至差不多不烫的程度时，加入煎好的培根和炒好的胡萝卜丝。

⑤ 加适量盐和黑胡椒粉拌匀。把新鲜罗勒叶也切碎，加进去稍微一拌即可。

⑥ 手上蘸点水或者油，抓适量拌好的土豆泥团用圆形的模子压好形状，也可以直接用手按扁，放入事先放油加热的平底煎锅中，一面煎黄后再翻面也煎黄即可。

保健功效 土豆含有丰富的维生素A、维生素C以及矿物质，优质淀粉含量约为16.5%，还含有大量木质素等，被誉为人类的"第二面包"。土豆中含有大量的优质纤维素，在肠道内可以供给肠道微生物大量营养，促进肠道微生物生长发育；同时还可以促进肠道蠕动，保持肠道水分，预防孕妇便秘。

小米面发糕

材料 小米面500克，红小豆100克，面粉50克，鲜酵母10克。

做法

① 将红小豆淘洗干净，煮熟备用。

② 面粉加鲜酵母和温水和成稀面糊，静置发酵。

③ 待发酵后加入小米面和成软面团发好。

④ 将蒸锅内的水烧开，放上笼屉，铺上屉布，把和好的面团先放入1/3，用手蘸清水轻轻拍平；将煮熟的红小豆撒上1/2，铺平；再放入剩余面团的1/2拍平；将余下的红小豆放上，铺平；最后将剩余面团全部放入，用手拍平，盖严锅盖，上汽后用旺火蒸15分钟即可。

❋ 保健功效 小米营养丰富，含有较丰富的蛋白质、脂肪、钙、铁和维生素B₁，被称为健脑主食。红小豆有清热利尿、祛湿排毒的作用，是胚胎转变为胎儿所需的主要营养之一，为胎儿以后的成长发育打下良好的基础。怀孕7个月时，孕妇需要补充充足的健脑食物，因为这个时期胎儿的大脑发育开始加速，所需营养也增多。

雪菜肉丝面

材料 面条300克，猪瘦肉、雪菜各100克，植物油20克，料酒15克，生抽10克，葱、姜各5克，糖、盐各适量。

做法

① 将雪菜洗净，切成碎末。将猪瘦肉洗净，切细丝。

② 葱剥去外皮，切成末备用。

③ 姜洗净，切成末备用。

④ 锅置火上，加入植物油，烧至六成热时，放入葱末、姜末爆香，放入猪瘦肉丝用大火炒，待肉丝变色后加入料酒，再加入雪菜末翻炒，最后加入盐调味即可。

⑤ 锅内入少许油，烧热后加入葱末爆香，加入生抽和糖、适量的水。

⑥ 煮沸后加入面条，煮熟后盛入碗中，加入雪菜肉丝即可。

❋ 保健功效 雪菜具有利尿止泻、祛风散血、消肿止痛的作用，还含有丰富的蛋白质和多种维生素，怀孕8个月时，很多孕妇会有不同程度的水肿，此食谱可以帮助孕妇减轻水肿的痛苦。

⚙ 午餐食谱

紫菜冬瓜肉丸汤

材料 冬瓜300克，猪瘦肉80克，紫菜30克，姜5克，盐适量。

做法

① 把紫菜撕成小块备用。

② 冬瓜洗净，削去绿皮，切成小块备用。

③ 猪瘦肉洗净，切成末备用。

④ 姜洗净，削皮后切成片备用。

⑤ 冬瓜块、姜片加入开水中煮10分钟左右，取出姜片，加入猪瘦肉末和紫菜块，煮到瘦肉熟时加适量盐调味即可。

✳ 保健功效 紫菜含有多种维生素，其中的维生素B_{12}对于胎儿的大脑和神经发育非常有利。但由于其性寒凉，建议孕妇少量食用。

凉拌菠菜

材料 菠菜500克，姜5克，盐、花椒、香油各适量，葱花少许。

做法

① 将菠菜洗净，用开水烫1～2分钟，捞出放冷水内过凉，沥干水分后切段。

② 姜洗净，削皮后切成末备用。

③ 将菠菜段放入碗中并加盐、葱花、姜末拌匀。

④ 锅洗净，放入少许香油，用小火烧至五六成热时，加入花椒炒出香味，后除去花椒，将花椒油浇在碗内菠菜上，盖盖闷片刻即可。

✳ 保健功效 菠菜中含有丰富的叶酸，很适合孕早期的孕妇。除此之外，菠菜还含有丰富的胡萝卜素、维生素C、钙、磷及一定量的铁、维生素E等有益成分，可以为孕妇提供充足的营养。

肉片滑溜卷心菜

材料 卷心菜400克，猪肉100克，鸡蛋清20克，花生油15克，水淀粉、酱油、料酒各10克，葱、姜各5克，盐、香油各适量。

做法

① 卷心菜摘洗干净，切小片备用。

② 猪肉洗净，切片后加入盐、鸡蛋清拌匀，腌渍10分钟后放入油锅中划散，捞出沥干油备用。

③ 葱剥去外皮，切成葱花备用。

④ 姜洗净，切成姜末备用。

⑤ 炒锅洗净，置火上烧干后倒入花生油烧至六成热时，下入葱末、姜末爆香，然后放入肉片、酱油、料酒翻炒均匀，再加入卷心菜小片翻炒几下，放盐调味，用水淀粉勾芡，淋上香油即可。

✳ 保健功效 这道菜营养全面，而且荤而不腻，很适合孕妇食用。而卷心菜富含B族维生素，对于胎儿大脑发育很有帮助。

萝卜炖羊肉

🥕 材料 羊肉500克，萝卜300克，生姜15克，香菜、盐、食醋各适量。

🐟 做法

① 将羊肉洗净，并切成厚约2厘米的块。

② 将萝卜洗净，切成厚约2厘米的块。

③ 生姜洗净，削皮后切成片备用。

④ 在锅中加入适量清水，把切好的羊肉块、生姜片和盐放入锅中，武火烧开后，改为文火炖约1小时。

⑤ 将萝卜块放入锅中煮熟，并加入香菜和少量的食醋即可。

✳ 保健功效 萝卜含有能诱导人体产生干扰素的多种微量元素，可增强机体免疫力，同时萝卜中的B族维生素和钾、镁等矿物质可促进肠胃蠕动，有助于孕妇消化。羊肉肉质细嫩，味道鲜美，营养丰富，可以大大增强孕妇的食欲。

猪肝凉拌瓜片

🥕 材料 黄瓜200克，熟猪肝150克，香菜、海米各30克，酱油、醋、盐、花椒油各适量。

🐟 做法

① 将黄瓜洗净、熟猪肝去筋并切成片，放入容器中。

② 将香菜洗净切成段，把海米用开水发好，一起倒入容器中。

③ 将酱油、醋、盐、花椒油搅拌均匀，淋在熟猪肝片和黄瓜片上拌匀即可。

❀ 保健功效 猪肝富含铁，是补血食品中最常用的食物，与黄瓜搭配还可增进孕妇的食欲。

番茄炒虾仁

🥕 材料 虾仁300克，番茄250克，豌豆50克，水淀粉15克，料酒10克，葱末、姜末各5克，鸡蛋1个，油、盐、白糖各适量。

🥢 做法

① 鸡蛋磕入碗中，捞出蛋黄，留蛋清备用。

② 将虾仁洗净后放入碗中，加盐、料酒拌匀，然后加入蛋清。

③ 番茄洗净去皮并切成小方块。

④ 锅置火上，放油烧热，放入虾仁过油后捞出来。

⑤ 锅内留有底油，加入葱末、姜末炒出香味后，加入番茄块翻炒成酱，加入盐、白糖、虾仁，用水淀粉勾芡，加入豌豆炒熟即可。

❀ 保健功效 中医学认为，番茄味酸、甘，有生津止渴、健胃消食、清热解毒的功效，可以有效地增强孕妇的食欲。同时番茄中富含维生素、胡萝卜素、钙、磷、铁，还含有苹果酸、柠檬酸等有机酸，虾仁富含优质蛋白质和钙，都是怀孕2个月的孕妇必补的营养素。

柠檬鱼片

🥕 材料 无刺鱼肉150克，料酒10克，姜片8克，鲜柠檬1个，盐适量。

🥢 做法

① 姜洗净，削皮后切成片备用。

② 无刺鱼肉洗净切成片，并用盐、料酒涂抹均匀，加姜片腌制10分钟左右。

③ 鲜柠檬洗净，用盐水浸泡半小时彻底杀菌，捞出洗去盐分后切成两半，一半切成片，一半榨成汁备用。

④ 鱼放到烤箱里烤约10分钟，洒上柠檬汁，摆上柠檬片即可。

❀ 保健功效 柠檬不但含有丰富的维生素（如维生素C、维生素P、维生素E、维生素A、维生素B$_1$、维生素B$_2$），还含有许多人体必需的微量元素铁、锌等，及柠檬油、柠檬酸，有利于孕妇胃中蛋白分解酶的分泌，从而增强肠胃蠕动，对孕妇增强食欲有很大帮助。

海带丝拌白菜

材料　白菜500克，鲜海带150克，大蒜10克，酱油、醋各8克，盐、辣椒油各适量。

做法

① 将白菜洗净切成丝备用。

② 大蒜剥去外皮，切末备用。

③ 将鲜海带泡开后洗净切丝。

④ 将白菜丝和海带丝放入盆中，放入蒜末、酱油、醋、盐、辣椒油，搅拌均匀即可。

保健功效　白菜富含多种维生素和矿物质，尤其维生素C、钙和膳食纤维。海带富含碘元素，是人体内合成甲状腺素的主要原料，对胎儿的发育十分重要。因为孕4月胎儿的甲状腺开始起作用，制造自己的激素。甲状腺需要碘才能发挥正常的作用。如果母体摄入碘不足，新生儿出生后甲状腺功能低下，会影响日后孩子的中枢神经系统。

清炖鳝鱼

材料　鳝鱼1000克，香油75克（约耗25克），鸡汤200克，干淀粉15克，醋10克，蒜瓣、葱花、姜各8克，精盐、鸡精各适量。

做法

① 将鳝鱼宰杀后去掉内脏、骨刺、头尾，用清水洗净，切成4～5厘米长的段，盛盘，用干淀粉拌匀备用。

② 先用姜擦一片炒锅内壁，后炒锅置旺火上，下香油，烧至七成热，将鳝鱼段下锅炸1分钟，至呈金黄色时捞出，炒锅内再下鸡汤、醋、精盐、鸡精、葱花、蒜瓣

烧沸，加入炸好的鳝鱼段小火炖20分钟，装碗上桌即可。

❋ 保健功效 怀孕4个月时，胎儿的神经系统和大脑加快发育，需要充足的卵磷脂和DHA。鳝鱼中含有丰富的DHA和卵磷脂，这些物质是构成人体细胞膜的主要成分，也是脑细胞发育不可或缺的营养素，对胎儿的大脑发育非常有利。同时鳝鱼中含有丰富的维生素A，对促进胎儿生长发育和提高胎儿的免疫力都有重要意义。

虾仁鳝鱼饼

🥕 材料 鳝鱼肉300克，虾仁100克，醋、料酒各10克，葱、姜各8克，干淀粉5克，蛋清2个，白砂糖、盐各适量。

🐟 做法

① 葱、姜处理干净，榨成葱姜汁备用。

② 鸡蛋磕入碗中，捞出蛋黄，留蛋清备用。

③ 将鳝鱼肉洗净，和虾仁一起剁成茸，放在一个盆里，然后加入葱姜汁、料酒、盐、蛋清、干淀粉和适量的水，搅拌均匀。

④ 锅置火上，加半锅油用小火烧热，取一团肉馅，用手挤压成一个圆形小饼，放到锅里炸熟，直至肉馅全部做完。

⑤ 将白砂糖、醋放到一个碗里，蒸约2分钟，待糖化后，浇在鳝鱼饼上即可。

❋ 保健功效 鳝鱼富含蛋白质，并含有多种维生素和钙、磷等营养物质。胎儿恒牙牙胚发育需要充足的钙质，此食品正是绝佳选择。

柿椒炒嫩玉米

🥕 材料 嫩玉米粒300克，柿椒50克，花生油20克，盐、白糖、鸡精各适量。

🐟 做法

① 柿椒洗净，去蒂、去籽后切成小丁备用。

② 嫩玉米粒洗净备用。

③ 锅置火上，加入花生油，烧至七成热时下嫩玉米粒和盐，炒2～3分钟，加清水少许，再炒2～3分钟，放入柿椒丁翻炒片刻。

④ 加白糖、鸡精翻炒至熟即可。

❋ 保健功效 玉米中除了含有碳水化合物、蛋白质、脂肪、胡萝卜素外，还含有维生素B_2等营养物质，对胎儿的大脑发育很有益处。红绿柿椒可以帮助孕妇增强食欲。妊娠5个月孕妇的食谱要营养均衡，不能一味地补充蛋、肉类，要适当补充蔬菜，本食谱很适合孕妇均衡营养。

❂ 下午加餐食谱

鸡蛋蒜苗面

🥕 材料 鸡蛋面100克，蒜苗、水发木耳各15克，红椒、植物油各10克，鸡蛋1个，盐、鸡精、香油各适量。

🥕 做法

① 蒜苗洗净，切段备用。

② 红椒洗净，去蒂、去籽后切成块备用。

③ 水发木耳洗净，撕成小块备用。

④ 鸡蛋磕入碗中打散，摊成蛋皮后切丝备用。

⑤ 蒜苗放入油锅翻炒，加入蛋皮丝、木耳块、红椒块、盐、鸡精炒片刻，作卤。

⑥ 鸡蛋面下入开水中煮熟，捞入装入盛清汤的碗内，放入炒好的卤，淋入香油即可。

❋ 保健功效 鸡蛋中含有丰富的维生素、优质蛋白质和矿物质，还可以为孕妇和胎儿提供卵磷脂等多种营养成分，孕1月，胚胎的脑部开始发育，此食谱对胎儿的大脑发育大有裨益。

排骨绿豆青菜粥

🥕 材料 猪小排300克，绿豆、大米各100克，青菜80克，生姜、葱段各5克，盐适量。

做法

① 将猪小排洗净，放入沸水中汆烫去血水，捞出洗净备用。

② 将大米和绿豆淘洗干净。

③ 将青菜择洗干净后放入淡盐水中浸泡20分钟后切成细丝。

④ 在高压锅中放入猪小排、绿豆及略微没过猪小排的水、拍扁的生姜、葱段，多放一些盐，盖紧锅盖，大火烧开后转小火继续烧10分钟。

⑤ 放入大米，加适量水再继续大火烧开转小火烧15分钟左右。

⑥ 等高压锅排汽完毕打开锅盖，放入切成细丝的青菜，烧熟即可。

保健功效　此粥味道鲜美，营养丰富。排骨和青菜含有丰富的蛋白质、钙和维生素，绿豆香甜嫩滑，有清肝泄热、和胃止呕的功效，适合孕1月的孕妇，对缓解早孕反应有良效。

香菇鱼片粥

材料　大米150克，鱼肉100克，鲜香菇50克，芹菜40克，姜丝2克，盐、胡椒粉各适量。

做法

① 大米洗净，浸泡一会，放入锅中，加约8倍水煮粥。

② 鱼肉切成薄片，放少许盐和胡椒粉腌一会儿。

③ 鲜香菇洗净去蒂，切成片。

④ 芹菜洗净，切成丁。

⑤ 大米煮至软烂后，放入鲜香菇片。

⑥ 再放入鱼肉片、姜丝，搅散，煮至粥沸，再煮5分钟。

⑦ 倒入芹菜丁，略煮片刻即可。最后加少许盐搅拌均匀。

保健功效　香菇富含蛋白质、碳水化合物、钙、磷、铁以及多种维生素，此外，香菇中含有一种干扰素的诱导剂，能诱导体内干扰素的产生，干扰病毒蛋白质的合成，使其不能繁殖，从而提高孕妇的免疫力，预防孕妇感冒。

豆腐馅饼

🥕 **材料** 大白菜1000克，面粉400克，豆腐250克，猪肉馅100克，植物油25克，虾米、香油各25克，酱油、料酒、姜、葱各10克，盐、胡椒粉各适量。

🍬 **做法**

① 豆腐洗净，用干净的双手抓碎备用。

② 大白菜洗净，剁碎成馅后撒少许盐拌匀，放置20分钟后挤出水分备用。

③ 虾米拣去杂质，洗净后用清水泡软，捞出剁碎备用。

④ 葱、姜处理干净后，剁成末备用。

⑤ 将处理好的豆腐碎、白菜馅、虾米碎、葱末、姜末和猪肉馅一起放入盆中，加入料酒、香油、盐、胡椒粉和酱油搅拌成馅。

⑥ 在面粉中加入适量水和成面团，分成10等份，然后把每一个等份擀成面皮，把馅等分成5份，两个面皮中间放一份馅，捏实，再用小碗一扣，去掉边沿，就成一个很圆的豆腐馅饼了。

⑦ 将平锅烧热，加入植物油烧至五成热，然后放入做好的馅饼煎成两面金黄即可。

✳ **保健功效** 豆腐是食药兼备的食品，富含优质蛋白质，同时含有钙、铁等营养素，很适合怀孕初期的孕妇食用。

鸡丝双米粥

🥕 **材料** 山药100克，鸡胸肉80克，糯米、高粱米各50克，盐、橄榄油、料酒各适量。

🐟 **做法**

① 糯米洗净后，用清水浸泡1小时备用。

② 高粱米洗净后，用清水浸泡3小时备用。

③ 沙锅加入适量水煮沸后加入泡好的糯米和高粱米，大火煮沸后转小火煲。

④ 鸡胸肉洗净，凉水入锅，同时加料酒去腥，取出后撕成细丝状。

⑤ 山药洗净，去皮后切成小丁备用。

⑥ 将山药丁加入沙锅中，当米粥煮至软烂时，加入鸡丝，继续煮5分钟左右。

⑦ 最后根据个人口味加适量盐和橄榄油调味，即可出锅。

✽ 保健功效 鸡肉中含有丰富的蛋白质，可以说是蛋白质含量最高的肉类之一，而且其蛋白质非常容易被人体吸收。高粱米中富含蛋白质、脂肪、碳水化合物、钙、粗纤维、磷、铁等营养成分。

牛奶麦片

材料 牛奶150克，麦片100克，白糖适量。

做法

① 将麦片加适量清水浸泡30分钟以上。

② 粥锅置火上，倒入麦片汤，用小火煮20分钟左右，加入牛奶拌匀，煮15分钟，加入白糖搅匀即可食用。

✽ 保健功效 麦片中含有极其丰富的亚油酸，对孕妇孕期便秘有辅助治疗作用。此粥含有丰富的B族维生素、维生素E及矿物质，具有养心安神、润肺通肠、补虚养血及促进代谢的功用，是孕妇的滋补佳品。

猪肉窝蛋煲仔饭

材料 大米50克，猪肉馅20克，豆腐、豆芽、生菜、香肠各15克，料酒10克，姜、香葱各5克，鸡蛋1个，盐、生抽、白糖各适量。

做法

① 大米淘洗干净，加入1.5倍的清水，大火烧开，慢火蒸熟。然后自中间往两边抠出一个小洞。

② 姜洗净，削皮后切成姜末备用。

③ 香葱剥去外层干皮，摘掉干叶和根须，切成葱花备用。

④ 在猪肉馅中加入姜末、葱花、盐、白糖、生抽和料酒搅拌均匀，腌渍10分钟。

⑤ 豆腐切丁，香肠切薄片，生菜切粗丝备用。

⑥ 平底锅烧热，放油，将腌渍好的肉馅做成肉饼，放入平底锅中煎熟。

⑦ 将豆腐丁、豆芽、香肠片、生菜丝倒入锅中煸炒片刻。

⑧ 将煎好的肉饼放入米饭中间，然后把鸡蛋打在上面，盖上锅盖，焖至鸡蛋表面凝固关火。

⑨ 把炒好的豆腐丁、豆芽、香肠片和生菜丝点缀在肉饼鸡蛋的周围，吃的时候，淋上生抽搅拌即可。

✳ 保健功效 中医认为，猪肉性平味甘，有润肠胃、生津液、补肾气、解热毒的功效，可以预防孕妇便秘。此款煲仔饭中的多种蔬菜富含各种维生素，可为孕妇提供充足的营养。

意大利面

🥕 材料 意大利面80克，土豆、胡萝卜、洋葱各20克，色拉油15克，盐适量。

🐟 做法

① 洋葱切碎，土豆和胡萝卜切小丁备用。

② 煮熟意大利面，过凉后加少许色拉油拌匀防粘。

③ 锅中入油，烧热后炒洋葱碎，待洋葱炒至透明后下土豆丁、胡萝卜丁翻炒一会儿。翻炒到六分熟倒开水至没过蔬菜，加盐，大火烧开后改小火炖煮。

④ 炖至蔬菜软烂，汤汁变黏稠即可关火。将其浇在意大利面上即成。

✳ 保健功效 土豆、胡萝卜、洋葱含有丰富的维生素，其中洋葱营养丰富，且气味辛辣，能刺激胃、肠及消化腺分泌，增进孕妇的食欲，促进消化。孕妇要注重营养搭配，不能太偏重肉、蛋类，适当吃些诸如土豆、胡萝卜等，更有利于胎儿身体各方面的发育，同时也不会让自己体重增加过快。

鲜虾木耳芹菜粥

🥕 材料 大米100克，芹菜30克，干黑木耳10克，鲜虾5个，盐、糖、生粉、植物油各适量。

 做法

① 大米洗净，用清水浸泡30分钟备用。

② 鲜虾剥皮、去沙线，加入少许盐和生粉抓几下，冲洗干净，沥干水，然后加入几滴植物油，一点糖和一点生粉拌匀备用。

③ 干黑木耳拣去杂质，用清水泡发后洗净，切去硬蒂，撕成小朵备用。

④ 芹菜摘去叶子，洗净后切末备用。

⑤ 粥锅洗净，放入浸泡好的大米和体积5倍于大米的清水，再滴入几滴植物油开始煮粥。

⑥ 粥煮至熟后加入虾仁、黑木耳朵续煮10分钟，然后加入切碎的芹菜末，盐调味即可。

保健功效 芹菜中含酸性的降压成分，动物实验证明对兔、犬静脉注射有明显降压作用。临床对于原发性高血压病、妊娠性高血压均有效。

韭菜猪肉锅贴

材料 肉馅300克，饺子皮250克，韭菜100克，酱油15克，鸡蛋1个，葱、姜各5克，盐、香油、油、五香粉各适量。

做法

① 葱、姜切末备用。

② 韭菜摘洗干净，切成碎末备用。

③ 将鸡蛋、葱末、姜末、盐、酱油、香油、五香粉放入肉馅，同时加适量的水，搅拌上劲备用。

④ 把做好的肉馅和韭菜末搅拌均匀，做成锅贴馅。

⑤ 用饺子皮，使用包饺子的方法做好锅贴，注意只捏饺子皮中间，两边要通风。

⑥ 把做好的锅贴摆在平底锅中，先加少许油，小火加热3分钟后，浇适量的水，锅里发出哧哧的响声，盖上锅盖，2分钟后再打开。如此反复2 ~ 3次即可。

保健功效 韭菜中含有大量的维生素和粗纤维，可以促进肠胃蠕动，对于孕期有便秘症状的孕妇，是道不错的保健食物。

◎ 晚餐食谱

榨菜鸡丝汤

材料 鸡肉150克,榨菜100克,葱、姜各5克,盐适量。

做法

① 把鸡肉洗净,切细丝；榨菜洗净,姜去皮切丝,葱切末。

② 把姜丝、榨菜放入适量开水中煮熟,再放入鸡肉丝煮熟,撒上盐、葱末。

保健功效 鸡肉中的蛋白质含量较高,易被人体吸收利用,并含有对胎儿大脑发育非常有益的磷脂,适合孕妇孕早期食用。

芦笋炒肉片

材料 芦笋200克,猪里脊150克,玉兰片15克,黑木耳10克,大蒜8克,酱油、水淀粉、盐、植物油各适量。

做法

① 将猪里脊洗净切成薄片,放入碗中,加酱油、水淀粉拌匀,腌制约10分钟。

② 把芦笋洗净切成斜段,将黑木耳洗净并摘小朵。

③ 把锅烧热并放入植物油,将腌好的猪里脊肉片（丝）放入锅中过一次,然后盛出。

④ 在热锅中加入大蒜,然后把肉片（丝）放入锅中翻炒,再加入芦笋段、黑木耳朵、玉兰片、少许水,一起翻炒至熟,加盐即可。

保健功效 芦笋含有多种维生素和微量元素,猪里脊富含优质蛋白质和孕妇必需的脂肪酸,并提供血红素（有机铁）,具有养血补肾的效果。

土豆炖鸡块

材料 土豆350克,鸡肉300克,葱、姜各8克,酱油、盐各适量。

🐟 **做法**

① 将土豆去皮，洗净，切成块备用。

② 鸡肉洗净，切成块备用。

③ 葱剥去外皮，切段备用。

④ 姜洗净，切片备用。

⑤ 锅中热油爆香葱段和姜片，再放入鸡块炒至呈白色时，加入酱油和少量水，用小火炖至鸡肉八成熟，加入土豆块继续炖煮。

⑥ 至土豆熟烂时，加盐调味即可。

❀ **保健功效** 土豆中富含碳水化合物、蛋白质、维生素A、B族维生素、维生素C、维生素E、钙、铁、磷、钾、镁等营养物质，不但营养丰富，而且极易被孕妇消化吸收，非常适合怀孕初期的孕妇食用。

炒鳝鱼

🥕 **材料** 鳝鱼肉250克，红椒50克，酱油、料酒各15克，葱、姜、蒜各10克，植物油、盐、白砂糖、胡椒粉各适量。

🐟 **做法**

① 将鳝鱼肉去皮洗净并切片，加入盐、料酒腌制10分钟左右。

② 将红椒洗净切成丝备用。

③ 葱、姜切丝，蒜切末备用。

④ 锅置火上，加入植物油烧热，放入葱丝、姜丝，然后放入鳝鱼肉片翻炒至八成熟。

⑤ 加入白砂糖、盐、料酒、酱油、胡椒粉和少量的清水快炒。

⑥ 最后倒入蒜末，翻炒1分钟后出锅，将红椒丝装饰在菜肴上即可。

❀ **保健功效** 鳝鱼富含DHA和卵磷脂，是胎儿大脑发育不可或缺的物质，同时鳝鱼中含有丰富的维生素A，对增进胎儿的生长发育有重要作用。

柠檬鸭肝

材料 鸭肝100克，青椒100克，胡萝卜20克，柠檬1个，白糖、盐各适量。

做法

① 将鸭肝洗净后，用沸水焯烫断生，捞出沥干水分备用。

② 将柠檬、胡萝卜洗净，切成片备用。

③ 青椒洗净切成丝备用。

④ 在锅中加入清水烧开后，加入柠檬片、胡萝卜片，并加入盐、白糖，煮一会儿后加入鸭肝，用小火烧熟。

⑤ 放入青椒丝稍煮，待汤快干时盛出即可。

保健功效 柠檬富含维生素C，对孕妇维持正常的生理功能有很大的帮助。柠檬同时具有安胎止呕的作用。柠檬中含有丰富的柠檬酸，因此被誉为"柠檬酸仓库"。它的果实汁多，有浓郁的芳香气，可以很好地增强孕妇的食欲。鸭肝中富含维生素A和铁质，可以帮助孕妇预防缺铁性贫血。

凉拌土豆丝

材料 土豆300克，菠菜50克，葱、花椒、干辣椒、白醋各5克，香油、盐各适量。

做法

① 将土豆去皮洗净，切成丝，放在开水锅中煮至七成熟，捞出沥水备用。

② 菠菜洗净，切去根后用沸水焯烫断生，捞出沥水，切段，备用。

③ 葱剥去外皮，切葱花备用。

④ 将土豆丝、菠菜段放在盆里，加入葱花。

⑤ 锅置火上，放香油烧热，加入花椒、干辣椒，炸出香味后取出浇在盆中的菜上，并加入盐、白醋搅拌均匀即可。

保健功效 土豆含有丰富的维生素A和维生素C以及矿物质，优质淀粉含量约为16.5%，还含有大量的木质素等。此外土豆富含膳食纤维，可以帮助孕妇及时排除体内的毒素，有效地预防便秘。

香菇油菜

材料 小油菜100克，鲜香菇20克，植物油、酱油各10克，水淀粉8克，盐、白糖各适量。

做法

① 小油菜摘洗干净备用。

② 鲜香菇洗净，去蒂并切成小丁备用。

③ 锅中加入植物油烧热，放入小油菜，然后加一点盐，炒熟后盛出来。

④ 锅中留底油烧热，放入香菇丁不断翻炒，至香菇被炒出水分，加入盐、酱油、白糖，翻炒至熟。

⑤ 倒入炒好的小油菜和水淀粉，勾芡并翻炒均匀即可。

保健功效 香菇中含有麦角固醇，在日光下它可转化为维生素D，促进人体对钙的吸收，并可增强人体免疫力。孕妇需要补充充足的钙才能为胎儿骨骼发育提供动力，此食谱十分有利于孕妇对于钙的吸收。

鸡柳炒芦笋

材料 芦笋350克，鸡脯肉300克，胡萝卜100克，水淀粉15克，料酒10克，酱油8克，葱末、姜末各5克，植物油、盐、香油各适量。

做法

① 将芦笋洗净，切成小段备用。

② 鸡脯肉洗净切成长条，并用少量的料酒、水淀粉和酱油腌制5分钟。

③ 胡萝卜洗净切条备用。

④ 锅置火上，烧热，加植物油，烧至七成熟，加入葱末、姜末，一次放入鸡柳、胡萝卜条和芦笋段，加料酒、盐煸炒至熟，出锅前淋上少许香油即可。

保健功效 此菜可以为孕妇补充丰富的蛋白质、维生素、钙、磷等营养物质，有利于胎儿皮肤、骨骼的发育。芦笋味鲜美，膳食纤维柔软可口，能增进食欲、帮助消化，减轻怀孕带来的乏力、头晕等症状。

软炸虾仁

🥕 材料 虾仁200克，生粉、花生油各100克，面粉50克，蛋清30克，花椒盐20克，盐、味精、料酒、胡椒粉各适量。

🐟 做法

① 虾仁剔去沙线，放入碗中，用盐、味精、胡椒粉、料酒拌匀腌5分钟。

② 取一个干净的碗，放入蛋清、面粉、生粉和少量水，调成薄糊备用。

③ 把腌好的虾仁倒入面糊中拌匀备用。

④ 炒锅洗净，放火上烧干，再倒入花生油烧至六成热，然后将拌好的虾仁面糊取过来，把带糊虾仁逐个下入油中炸至九成熟时用漏勺捞出抖落，使虾仁粒粒散开，等油温上升到九成热时，再将虾仁入锅复炸并迅速捞出装盘，撒上花椒盐即可。

❋ 保健功效 虾和鱼肉、畜肉相比脂肪含量很少，并且几乎不含作为能量来源的糖类。在给孕妇补充营养的同时，还能有效防止孕妇因糖类摄取过量引发的妊娠糖尿病。

红烧对虾

🥕 材料 鸡汤150克，白糖75克，植物油20克，料酒15克，醋、酱油各5克，葱、姜各2克，大对虾4对，精盐适量。

🐟 做法

① 将大对虾头部的沙包去掉，抽去虾肠，留皮，用清水洗净备用。

② 葱剥去外皮，切成葱段备用。

③ 姜洗净，切成片备用。

④ 炒锅内放植物油，在旺火上烧至八成热，放入大对虾，炸至五成熟捞出。

⑤ 炒锅内留底油，下葱段、姜片炸出香味后，再放入鸡汤、白糖、醋、酱油、精盐、料酒及大虾，用微火煨5分钟，取出大虾整齐地摆入盘内。

⑥ 最后捞出汤中的葱、姜，然后将原汁浇在大虾上即成。

❋ 保健功效 虾肉中含有丰富的蛋白质、钙、磷、钾、镁、碘、维生素A等营养成分，其中丰富的钙质不但是胎儿骨骼和牙齿发育的重要成分，还可以降低孕妇神经细胞的兴奋性，有效地预防孕妇抽筋、水肿。

孕期着装常识

孕妇孕期要继续穿文胸

准妈妈怀孕后，乳房为了给哺乳做准备会日益增大，此时文胸的处境变得比较尴尬：继续穿，准妈妈会担心文胸会令敏感的乳房不舒服；不穿，又担心乳房会下垂。其实，准妈妈不必这么纠结，选对文胸相当于为乳房提供了一个忠诚的"卫士"，为你解决各种后顾之忧。

1. 文胸的面料为棉质

准妈妈的乳头比较敏感，如果穿着涤纶化纤质地的文胸，乳头在与文胸内壁发生摩擦后，就有可能破损，文胸的纤维也会堵塞乳腺管，造成产后乳汁分泌困难，甚至可能引发乳腺疾病。因此，准妈妈在面料的选择上要以纯棉为主，且具有较好的弹性，这样即使乳房变大一点，也不用担心出现紧绷感。

2. 文胸的款式以全包、前开为主

① 全罩杯的文胸可以将乳房全部包起来，防止乳房因"侧漏"而形成副乳。

② 罩杯下方底边比普通文胸稍宽一些，而肩带的宽度在1.5厘米左右，这种构造的文胸可以缓解因乳房过于丰满给肩膀带来的酸痛感。

③ 文胸是前开还是后开都可以，不过前开款式更方便准妈妈清洁乳房。

3. 文胸最好不要带钢圈

带钢圈的文胸是否对准妈妈有不利影响，目前没有明确的证据证明，不过它可能存在一种潜在危险。坚硬的钢圈可能会阻碍乳房血液循环，或挤压正在形成的输入管系统，从而引发局部疼痛，甚至还会导致乳腺炎。为了谨慎起见，准妈妈最好还是选择无钢圈的款式。

4. 文胸的尺寸

大多数准妈妈乳房的尺寸相对怀孕前要大一些，因此文胸的尺寸也要相应增大。不过文胸并非越大越好，过于宽大的文胸无法很好地支撑乳房，反而容易造成下垂等问题。一般来说，准妈妈在选择文胸时，可根据孕期进程来调整，如果乳房变化不大，只是胸围增加，文胸尺寸可按照乳房大小确定，但搭扣要多一些，以便准妈妈可以随时调整。

✿ 孕妇可使用专用托腹带

当肚子变得越来越大后，准妈妈们的不适越来越明显：肚子太重，走路都需要用手托着；骨盆韧带变得松弛，浑身都疼……这个时候，准妈妈最需要的是一个可靠的帮手，来帮助自己减轻负担。

托腹带能实现准妈妈的要求，它与束腹裤等不一样，不是以减肥为目的，而是具有以下作用。

① 将腹部托起，支撑背部，缓解骨盆间韧带松弛，改善准妈妈腰背酸痛等不适。

② 减少下肢负担，促进局部血液循环，预防、改善下肢水肿、静脉曲张。

③ 防止子宫下垂，保护或纠正胎位，为顺产提供前期帮助。

④ 减缓腹部皮肤延展伸拉，降低妊娠纹生成概率。

使用托腹带的好处这么多，为了使它能发挥最大作用，准妈妈应当如何挑选及使用呢？

（1）宜选择带有弹性纤维的棉布质地的托腹带，这种质地的托腹带可以增加托腹带的拉力。托腹带长度在950厘米左右，宽在14～15厘米，这里提供的型号仅限于参考，具体还应当看托腹带的长度是否能满足准妈妈整个孕程的需求，宽度是否能将下腹完全包起来。如果准妈妈的腹部较大，不妨选择双层超强拉力的托腹带，为腹部提供双倍的保护。

（2）从怀孕第4个月，胎宝宝逐渐长大，准妈妈的肚子会出现下坠感，背部也有不适感，从这个时候开始就可以使用托腹带了，不过托腹带不是全天都需要使用的，在睡觉、洗澡、吃饭、餐后30～60分钟等时候应当解下来。

（3）为了使托腹带更好地发挥作用，准妈妈应当学会正确的使用方法。先平躺在床上，双腿屈曲，小腿尽量与床成垂直角度，在臀部下垫一个稍厚一点的垫子，使腰与床保持一点距离。将托腹带一端从腰间穿过，双手握住托腹带的两端，先将内侧贴在腰部，再用双手将内层沿着下腹边缘向上托起，并固定好。如果托腹带是双层的，接着刚才最后一步，用相同方法将外层固定好即可。

✿ 孕妇着装要宽松、透气

现在市场上的孕妇装品种很多，但不管款式、颜色如何变化，都有一个共同特点——宽松，孕妇装的这一设计其实是有道理的。

随着孕程的增加，胎宝宝在妈妈的肚子里不断发育成长，母体也会随之变得腹圆腰粗，其中胸部增加10厘米左右的幅度，臀部在怀孕前与怀孕后期相差10～20厘米。此外，为了给自己和胎宝宝提供充足的氧气，准妈妈的呼吸通气量也会增加，上身尤其是胸部的起伏幅度较大，如果再穿普通款式的衣服，特别是紧身衣物，就会限制呼吸和血液循环，影响乳腺发育和汗腺排汗，甚至会引起下肢静脉曲张。

为了自身的健康，也为了胎宝宝的健康发育，准妈妈选择衣服时应以宽松、透气、有弹性为原则，尤其胸、腹部、袖口处要宽松，如不束腰的宽袖连衣裙，胸部有褶、下摆宽大的上衣，腰部肥大的裤子或背带裤等。冬天尽量不要穿贴身的大衣，羽绒服或棉服又轻又保暖，比较适合行动不便又怕冷的准妈妈穿。

孕妇应穿防辐射服

生活中、工作中，辐射无所不在，令人躲不胜躲、防不胜防，与其这么被动逃避，准妈妈不如主动出击，选择一款适合自己的防辐射服。

不过防辐射服是否真的能防辐射，可能不少妈妈都心存疑虑，一项权威的实验证明，当外界辐射为单一辐射源的时候，材料含有金属纤维的防辐射服的确能阻隔掉90%的电磁辐射。防辐射服遮蔽辐射的效果并不是固定的，不同款式的防辐射服，在遮蔽率上会有差别。例如，在一个较复杂的辐射环境中（辐射源有多个方向），辐射会从衣服下端、袖口等缝隙射入。由于无法反射出去，在多次反射后会交汇叠加，不但不会降低遮蔽率，还有可能加强辐射强度。因此，选择辐射服尽量选择长袖且袖口有收缩带、长款（最好到小腿）、中领的辐射服，尽量不穿围裙式、肚兜式、吊带式等防辐射服。此外，不同品牌的防辐射服，防辐射的效果也有差异，选哪一品牌，准妈妈可根据自身需求参照产品标签说明购买。

关于防辐射服的功能，还有一个问题需要注意，防辐射服只能防电磁辐射，对其他辐射效果甚微或毫无效果。且即使是对电磁辐射的防护也有不同，像手机信号和电磁波属于两种不同的电磁辐射，有的防辐射服只能抵挡电磁波，对手机信号毫无办法，有的则可以同时抵挡这两种辐射，这也需要准妈妈在选购时间清楚。购买防辐射服一定要到正规的专门店，这不仅是为了保证衣服的防辐射效果，同时也是为了避免防辐射服中的金属含量超标，间接对胎宝宝造成不利影响。

孕妇的鞋跟应为1.5 ~ 3厘米

怀孕后，不少准妈妈为了宝宝的健康，为了自身的安全，脱下了心爱的高跟鞋，换上平底鞋，这种"弃高从平"的做法是有一定道理的。

由于准妈妈的身体发生变化，行走不方便，如果高跟鞋鞋跟高度超过4厘米，容易抬高准妈妈的身体重心，稍有不慎就会发生摔跤、扭伤等意外事故，并且增加了腹部、腿部、腰背等肌肉群的负担。高跟鞋还会改变人体姿势，造成骨盆变形、负压增高，不仅影响胎宝宝的供血，还会为正常分娩制造障碍。此外，高跟鞋还会引起局部血液循环障碍，使原本就水肿的腿部更加"丰满"。

高跟鞋确实对准妈妈的健康不利，那么平底鞋就一定健康吗？其实不然，准妈妈穿上平底鞋后，身体4/5的重力都压在脚后跟上，再加上孕期本身体重就增加，更容易造成足跟的损伤，引起肌肉以及韧带的疲倦。更重要的是，平底鞋减震功能较差，无法缓解行走时地面对身体的冲力，所以准妈妈并不适合穿平底鞋。

相对而言，准妈妈的鞋应当有一定的高度，鞋跟高度通常在1.5 ~ 3厘米，而且鞋后跟应该宽一些，短而细的鞋跟比高跟鞋更危险。为了缓解脚部压力，准妈妈还可以在鞋子里放足跟垫，目的是改善脚部疲劳和脚部疼痛。

孕期居家健康计划

○ 孕期做家务量力而行

怀了宝宝以后，准妈妈的活动量自然要比以前缩减了很多，特别是家务活更是碰也不肯碰。其实，在妊娠期间适当进行适宜的家务劳动，对母子健康还是很有帮助的，准妈妈们只需记住下面几个方面。

1. 以慢为"进"

随着妊娠周数的增加，准妈妈的肚子眼看着越来越大，动作不可避免地会变得不那么灵活。因此，在做家务时不要一味追求干活的数量，急于求成，而是放慢速度，一切动作都遵循安全原则。如果家务持续的时间有点长，可以分段进行。比如扫地，可将面积分成几大块，一块一块地打扫，就可以更好地控制节奏了。

2. 舒适、休息放在第一位

不管是扫地、拖地、整理衣物还是其他什么家务活，都要以不影响准妈妈身体的舒适度为主，也就是说当准妈妈在做家务时，应该感到全身舒畅、心情愉悦，而不是劳累、烦躁或身体上的疼痛。如果出现这些不良反应，准妈妈们要赶紧停止手中的活，躺下休息或用其他方式舒缓情绪上的不畅。即使某项家务活令准妈妈感到很愉悦，最好也不要长时间去做，以免造成身体劳累。建议准妈妈在做15 ～ 20分钟家务活后，最好能休息10分钟左右。

3. 看看自己适不适合做家务

如果准妈妈有下列情形之一时，就要暂时告别家务活，好好休息一下。

① 体态极为臃肿，影响到动作的灵活性。

② 有早产征兆，绝对需要卧床休息。

③ 一活动，就有出血或破水迹象。

④ 容易诱发子宫收缩。

⑤ 做家务时，呼吸每分钟超过30次、心跳每分钟超过100次。

4. 做家务应留意的情形

① 淘米、洗菜、洗小件衣物时，最好使用温水，避免双手直接浸入冷水中。

② 做饭时尽量少用煎、炸等方式，并全程使用抽油烟机。

③ 扫地、拖地时选择不用弯腰就能使用的器具，高度最好在准妈妈的腰部上下。

④ 如果家务活需要使用到桌子、台面等，准妈妈一定要与之保持距离，防止腹部受到挤压。

⑤ 洗衣服时使用无磷的肥皂，洗衣粉中含有化学物，可能会对胎儿产生损害；拧衣服时不要用力过猛，晒衣服时避免向上伸展身体，最好使用可升

降的晾衣架。

⑥ 厨房里的油污较多，可将锡箔纸贴在墙壁上、灶台等地方，想要清洁时直接撕掉就可以了。

⑦ 收拾桌子时不要"偷懒"在原地不动，而是将桌子分成几块，每收拾完一块就移到相应位置继续收拾。

⑧ 准妈妈避免抬重物、提拉重物、推拉重物或弯腰拿东西，如果需要取低处物品，可先站在物品上方，两脚分开与肩同宽，下蹲后再侧过身拿。

温馨提示

　　在干活间隙或做家务活完毕后，准妈妈一定要保证充分休息。坐着休息时，可将双腿伸直，双脚放在另一个椅子上。躺着休息时，也要保持双腿舒展，并在脚下垫一个垫子。这样可以帮助下肢血液循环，缓解疲劳感，并防止腿脚抽筋或水肿。

⚙ 孕妇宜采取的睡姿

　　准妈妈的睡姿对自身和胎宝宝的健康十分重要，需要根据孕月以及自身具体情况采取合适的姿势。那么，什么样的睡姿，可以让肚子日渐隆起的准妈妈既睡得舒服，又不用担心会压迫到腹中的宝宝呢？

1. 仰卧

　　这种睡姿在孕前期比较适合，但是到了孕中期、晚期，仰卧时增大的子宫会压在后方的主动脉上，导致回心血量和心输出血量减少，不仅会造成妊娠期仰卧综合征，还会直接影响到胎宝宝的营养和氧气供给。仰卧还会使子宫压迫下腔静脉、输尿管，使静脉血无法顺利流入心，并造成尿液排泄不畅，易使下肢和外阴发生水肿、静脉曲张，还有可能给尿路感染留下隐患。

2. 右侧卧

侧卧较仰卧的害处要小一些，不过准妈妈还是要分清侧卧的方向。右侧卧对于准妈妈来说也不尽理想，这种睡姿会加重子宫的右旋程度，进而使子宫的血管受到压迫、牵拉，大大减少供应给胎宝宝的血液，增加胎儿慢性缺血缺氧的危险。因此，除了医生规定的特殊情况，准妈妈最好不要长期采用右侧卧的睡姿。

3. 左侧卧

左侧卧对胎宝宝和准妈妈来说是最好的选择，左侧卧有助于利尿，改善下肢水肿，减轻下肢静脉曲张，防止痔形成；能加快子宫和胎盘的血流量，为胎宝宝提供充分的氧气和营养；左侧卧还能纠正子宫右旋情况，对孕中期、晚期出现的胎位不正有一定改善作用。

温馨提示

有的准妈妈无法习惯左侧卧，怎么办呢？让我们给你出点好主意吧！

① 将枕头换为孕期专用的侧睡枕，一般在母婴专卖店都可以买到。

② 在身后放一个较高的枕头或叠好的小被，靠着它睡觉，时间长了就会习惯左侧卧的睡姿。

③ 左侧卧时，将左手放在枕头上，右手搭在左腕上，压在身下，左膝微屈，右腿跨过左腿，膝盖内侧平放在床上，这种姿势可帮助准妈妈将肚子的重量分摊给全身各处以及床面，让自己感觉更舒服一些。

④ 在怀孕前培养左侧卧的习惯。

⑤ 睡觉时可适当翻身换右侧卧，但右侧卧时间不宜过长，睡眠全程还是以左侧卧为主。

◎ 孕妇不能睡软的席梦思床

柔软的席梦思床垫就像摇篮一样，让人在轻微的摇晃中酣然入睡。但这如此舒服的软床，并不适合所有人，特别是处于孕中期、晚期的准妈妈。为什么舒服的软床会成为准妈妈的健康"毒药"呢？这是因为：

1. 床垫过软会造成脊柱弯曲

准妈妈的睡姿以左侧卧为主，以这种睡姿躺在柔软的席梦思床垫上，就会使脊柱中间的弧形出现下沉情况，长此以往不仅会令准妈妈感到疲劳，还会造成脊柱椎体关节窝发生错位弯曲，并会压迫到神经，引起腰痛不适。

2. 床垫过软不利于翻身

准妈妈在睡觉过程中适当翻身，有助于提高睡眠质量。但是如果床垫过软，就会增加翻身的阻力，想要翻身就必须花费更多的力气，这对于准妈妈来说，是一个很大的负担。

所以，准妈妈不宜睡过软的席梦思床垫，最好睡相对有一定硬度且有弹性的床垫。在挑选床垫时，可观察身体曲线和床垫之间是否吻合，即平躺时将手试着向颈部、腰部和臀下至大腿这几处伸，看有没有空隙。再侧卧，用相同方法看身体曲线突出部位与床垫间有无间隙。如果没有间隙，说明这张床垫非常适合准妈妈。

◎ 孕妇使用电热毯要谨慎

准妈妈怀孕后，体质会发生变化，因此比其他人更容易感到寒冷，尤其在寒冷的冬季，这种冷感就更加强烈了。在暖气、空调温度无法满足自身舒适感时，有的准妈妈想使用电热毯来取暖，但又担心会对胎儿和自身健康不利。

准妈妈的这一顾虑并非空穴来风，电热毯和电脑、电视等电器一样，具有一定辐射，而且电热毯紧贴着准妈妈身体，持续散发高温，会对胎宝宝产生间接的危害，如发育不良，甚至流产等。

不过，电热毯带来的危害并不是绝对的，事实上，在合理使用的情况下准妈妈还是可以利用电热毯取暖的。

① 妊娠期前3个月的准妈妈绝对不能使用电热毯，直到妊娠中期、晚期才可适当使用，但使用频率不宜过高。

② 在使用之前可进行预热，预热后拔掉电源，利用余热取暖。

③ 如果准妈妈仅仅是局部感到寒冷，可将电热毯横铺在该部位下，这样就不必全身都接触电热毯了。但要注意的是，电热毯一定要离准妈妈的肚子越远越好，防患于未然。

④ 除了电热毯外，电手炉、热水袋也要尽量远离准妈妈的肚子。

⚙ 孕妇宜进行"音乐浴"

静坐，听音乐，这两种方式都能令准妈妈放松情绪，缓解疲惫，如果将它们融为一体，相信会给准妈妈带来更不一样的感受。同时，这也是对腹中胎宝宝的一次胎教活动，准妈妈何乐而不为呢？

1. 准备阶段

（1）"音乐浴"最好选在晚上进行，将窗帘拉上，大灯关掉，仅留一盏小灯（暖光），或者点上几支蜡烛，营造出舒适、浪漫的气氛。

（2）音乐可以选择自己喜欢的，但节奏一定要明快、优美，不要过于激烈。每首曲子时间控制在3～5分钟。

（3）音乐最好提前选择好，音量也要调好，这样准妈妈就不必频繁下地。

2. 享受阶段

准妈妈躺在床上，或者坐在沙发上、靠背椅上，双脚垫高，双手轻轻地抚摩腹部，闭上双目，开始感受音乐的魔力。听音乐的时候，尽量将杂念都排除，思绪可围绕音乐展开，比如说，听空旷灵动的音乐，想象自己站在只能听到树梢摆动的森林里，轻轻舞动。如果身体条件允许，也可以随着音乐的节奏摆动手脚，轻声哼唱。

3. 结束阶段

"音乐浴"结束后，准妈妈可起身在屋子里来回走动，让身体、大脑进一步得到放松。

❀ 孕妇洗澡应注意的情况

准妈妈在妊娠期间定期洗澡是非常有必要的，但是随着身体的不便，让洗澡越来越成为一件难事。怎么样才能让准妈妈洗得更舒服一些？洗得更健康呢？

1. 宜"站"不宜"坐"

坐浴看似是为准妈妈着想，实际上却存在着卫生隐患。女性怀孕后，阴道内具有灭菌作用的酸性分泌物会减少，从而使局部防御机能降低，而水中含有一些细菌、杂质等，进入准妈妈体内后，极易引起妇科疾病，并可能造成宝宝早产。

为了胎宝宝和自身的健康，无论是在家里还是公共浴池，准妈妈都要采用淋浴的方式。如果洗浴中途容易感觉疲劳，可准备一个凳子，穿上一次性纸内裤坐在上面即可。

2. 洗澡的水温、时间应适度

（1）水温应在38℃以下　胎宝宝在生长发育过程中，高热是其中一个"大敌"。据测定，准妈妈体温较正常上升2℃，会造成胎宝宝的脑细胞发育停滞；如果上升3℃，可能会杀死分裂中的细胞。这两种情况的危害后果很大：影响胎宝宝的大脑发育，造成不可逆的永久性损害。所以，准妈妈在洗澡时，水温应在38℃。除了使用温度计外，也可凭借自身感觉来判定：在洗澡前先接一盆水，把脚慢慢地放到水里，如果双脚入水后感觉很舒服，说明水温比较合适。

（2）沐浴时间在20分钟内 准妈妈洗澡时，在保证安全的情况下尽量"速战速决"。这是因为浴室空间相对较小，再加上温度高、水气重，极易形成低氧的环境，再加上热水的刺激，很容易令准妈妈脑供血不足，同时影响到胎宝宝的氧气供给。因此，准妈妈每次沐浴时间应控制在20分钟之内。

孕期的养颜计划

◯ 孕期化妆要适当

谁说女人怀孕之后就只能素颜朝天，做了准妈妈之后更要把自己打扮得光彩照人，这对缓解怀孕时的不良情绪也很有帮助。不过，准妈妈现在不是一个人了，化妆不能像以前那样为了美而无所顾忌，否则腹中的胎宝宝可是要"提意见"了。

1. 养护为主，辅以淡妆

从怀孕5个月起，准妈妈的皮肤会变得干燥、粗糙，这时可选择一些孕妇专用的护肤品，这一类护肤品充分考虑到准妈妈的身体情况，摒弃了酒精、激素、重金属、矿物油及化学香精等成分，而是以天然草本等无化学成分的原料为主，在养护皮肤的同时不会对胎宝宝造成伤害。现在市场上还有一类婴儿护肤品，这种护肤品没有刺激性，不过它是针对婴幼儿设计的，对准妈妈的皮肤几乎起不到养护作用。在这里要提醒准妈妈的是，即使是孕妇专用护肤品，种类也不宜过多，一般情况下，一瓶好的乳液或面霜就可以满足准妈妈的需求。在涂抹护肤品之后，准妈妈可适当化一点淡妆，在晚上一定要充分卸妆，绝不带妆上床。

2. 不涂指甲油，亮出指甲原色

如果说在化妆上可以退让一步，那么涂指甲油是绝对要禁止的。指甲油的成分大多是一些化学物质，对人体有毒害作用。首先是气味，当肺部吸入指甲油气味后，无法将其排出来，而是将其"输送"到血液中，有致癌危险。其次指甲油的腐蚀性很强，会令指甲变色或掩盖指甲本来的颜色，这样准妈妈在做产前检查时，医生就无法通过观察指甲颜色准确判断准妈妈是否有心脏病、贫血等疾病问题了。指甲油还会造成间接危害：当准妈妈抓取食物时，指甲油中的有毒成分容易随之进入口内，并通过血液和胎盘进入胎宝宝体内，日积月累，就可能引起胎宝宝"中毒"。

孕期长痘痘的护理

有的女性在怀孕后，原本光滑的脸上冒出了很多小痘痘，于是便急着涂抹治痤疮的药膏。准妈妈的心情我们能理解，毕竟每位女性都希望自己永远都能保持最佳状态。不过对付孕期生出的小痘痘，不是简单涂抹药膏那么简单的。

准妈妈在怀孕期间长痘痘，是因为激素分泌过多，导致皮脂腺分泌增加，分泌出过多油脂所致。因此，单纯地对痘痘进行"压制"，其实效果并不好，准妈妈应当从内外两方面同时进行调理。

1. 充分清洁皮肤

准妈妈在正式洁面前，先用温水将皮肤打湿，轻轻洗去面部的浮尘，让毛孔张开。接着，将温和的洁面产品（如纯植物提取的洗面奶）均匀涂在脸上，充分轻揉每一处，最后用低于皮肤温度的温水彻底洗净。

2. 适当涂护肤品，暂停化妆

由于一些"抗痘"产品中含有某些活性成分，并不适合准妈妈现在的肤质。为了进一步抑制油脂分泌，又不会伤害到皮肤，准妈妈可以选择用从天然植物中萃取的材料制成的紧肤水（收敛水）。这种紧肤水能够对皮肤进行二度清洁，收敛毛孔，并令油脂分泌得到平衡。此外，紧肤水呈弱酸性，可以中和洁面产品残留在脸上的碱性成分，对皮肤酸碱平衡有较好的调理作用。

为了使皮肤充分吸收到紧肤水中的营养，准妈妈可将化妆棉在紧肤水中浸湿，以鼻子为中轴线，横向擦拭全脸。使用紧肤水后，准妈妈可适当擦一些温和的护肤品，但最好不要化妆。不管粉底（液）多么"薄"，都会毫不留情地堵塞毛孔，为痘痘提供生长的"沃土"。

除了做好清洁、护肤等"面子工程"外，准妈妈还要同时对身体进行调理，从各个方面杜绝痘痘生成的可能。

① 注意饮食调理，适当多吃一些蔬菜、水果，或者将蔬果打成汁饮用。

② 尽量排除杂念，多想一些美好的事情，让心情保持愉快。

③ 保证充分、优质的睡眠，日间可适当午睡一会儿，让皮肤也能得到休养。

④ 避免用手挤痘痘，这样可能造成二次污染，让痘痘变得更"猖狂"。

⑤ 即使痘痘比较严重，也不要擅自使用药品，而是听医生的建议进行治疗。

孕期怎样防斑、除斑

不知从什么时候起，一些形状不一的斑块悄然爬上了准妈妈的脸庞，让原本白皙的脸庞透出暗沉之色。这种斑叫做妊娠斑，也叫做黄褐斑、蝴蝶斑，是怀孕引起的色素沉着，它的发生与准妈妈体内雄激素升高、皮肤抵抗力低、体内缺少某种营养元素（如维生素C、谷胱甘肽）等有关。因此，调节体内激素平衡、提高皮肤抵抗力、纠正内分泌紊乱，是帮助准妈妈防斑、除斑的关键所在。

1. 一年四季都要做好防晒工作

外出前30分钟就要擦好防晒霜，防晒霜最好选择SPF值在32左右、

PA++，且呈弱酸性、无着色、有防汗配方、不含化学防晒剂的产品。由于防晒产品每次只能维持一段时间，准妈妈最好每隔2个小时就重新擦一次，如果阳光较强烈，最好每隔半小时至一个半小时补擦，游泳后尤其要记得涂抹防晒产品。除了擦防晒产品外，准妈妈外出时，要尽量减少皮肤在强烈阳光下的裸露面积，戴有沿的帽子，穿吸汗、透气的长袖衣服，在上午10点到下午2点之间尽量避免日晒。

如果准妈妈不慎被晒伤，要及时进行晒后保养及养护，此时可采用含有抗氧化损伤成分（如维生素C、维生素E）的保养品，来缓解红肿干燥的皮肤，同时加强皮肤的保湿。

2. 用饮食来调理

富含维生素C、维生素E以及谷胱甘肽的食物对妊娠斑的生成有抑制、改善作用，下面这些食物准妈妈可适当食用。

（1）猕猴桃　富含维生素C等，能抑制皮肤氧化损伤，令皮肤中的深色素减淡，并能干扰黑色素的形成，预防色素沉淀。

（2）番茄　富含番茄红素、维生素C、谷胱甘肽等，可提高皮肤抗氧化能力，抑制黑色素生成、加重，从而使沉着的色素减退。

（3）苹果　富含胡萝卜素、维生素C、镁等，对黑色素有一定的抑制作用，同时能促进皮肤新陈代谢，增加细胞活性。

（4）黄豆　富含蛋白质、亚油酸和维生素E等成分，可抑制和降低怀孕期间氧化物的形成。

除了上面介绍的食物外，牛奶、各类新鲜蔬菜、五谷杂粮、山药等对防治黄褐斑也有较好的效果。

❂ 孕期皮肤干燥的调养

不少准妈妈由于孕激素的关系，皮肤代谢出现紊乱，春、秋、冬季，会觉得皮肤格外紧绷，特别是在洗脸、洗澡后变得干巴巴的，有时还会出现一些小细纹或脱皮、粗糙等。如果不及时保养，还会引发皮肤瘙痒。尽管皮肤干燥是孕期常见的问题之一，但并不代表准妈妈可以就此"忍气吞声"，实际上，及时采取适当的方法是完全可以避免或改善皮肤干燥情况的。

1. 清洁皮肤也要保湿

（1）准妈妈无论是洗澡还是洁面，都不要用过热的水，特别是洁面，最好选用稍微偏凉一点的水，用热水只会令皮肤中水分蒸发得更快。如果准妈妈是干性皮肤，还应避免频繁洗脸、洗澡，洁面时间不宜超过3分钟，洗澡时间不宜超过15分钟，以免时间过长造成皮肤脱水。

（2）洁面、沐浴产品应选含有牛奶、甘油、维生素E等成分，而且性质温和、呈弱酸性、具有保湿功效的乳液状产品，最重要的是包装上要有孕妇专用标识。如果准妈妈的皮肤干燥情况比较严重，可在乳液中或水中加两匙白醋、半匙甘油，可减轻皮肤的干燥感。

（3）洁面、洗澡时要避免用力搓揉皮肤，尤其是洗澡，不要使用搓澡巾，它在搓下污垢的同时也会破坏皮肤保护层，加剧皮肤干燥化。

（4）清洁结束后，准妈妈可用柔软、干燥的毛巾轻轻拍打脸部、身体，吸取部分水分，使皮肤保持湿润的状态。在这基础上，再立刻涂抹孕妇专用的含有保湿成分的乳液，能够将水分尽量"锁"在皮肤中。

2. 适量摄入水分

喝水真可谓是最省钱的"润肤品"了，它能为身体补充充足的水分，从而使准妈妈避免因"内忧外患"而造成的皮肤缺水。除了每日正常的摄入水量外，这里还推荐准妈妈在洗澡前喝水，这样做的目的是填补洗澡过程中因水分流失出现的"空缺"，确保体内细胞仍然得到充足的水分。除了喝水外，汤、粥、水果中也含有较多的水分和营养成分，可以防止皮肤因干燥而裂开，令皮肤更有光泽，准妈妈进食后可适量减少相应的饮水量。

3. 巧置家居给身体补水

（1）在确保安全的情况下，在室内摆放大叶绿植，如大叶绿萝、大叶白掌、巴西木、绿宝石喜林芋等，这些植物的叶子较大，可发挥较好的蒸腾作用，增加空气的相对湿度，并能减少空气粉尘悬浮量，保持空气清新。但要注意的是，这类植物容易通过光合作用在晚上吸走大量氧气，因此准妈妈最好将它们摆放在客厅而不是卧室。

（2）在室内摆放水养植物、鱼缸、加湿器，或干脆只放一盆水，水分蒸发后同样能增加空气湿度。但是水要勤换，以免造成室内环境污染。

◎ 孕期减轻妊娠纹

妊娠纹存在的时间跨度很长，它通常出现在妊娠5 ~ 6个月，经历了数月的时间后，在产后很长一段时间，还会执著地"陪伴"在新妈妈身边。有这样一位"伙伴"可不是一件令人高兴的事情，不过各位准妈妈也不要太担心，在得到良好的护理后，妊娠纹是可以避免或消退的，在生产后新妈妈同样能拥有一个光滑的肚皮。

1. 控制体重增长

体重增长意味着准妈妈的肚子也会随之增大，容易使腹部皮肤由于过度牵拉而变薄，弹性纤维断裂，透出皮下血管的颜色而形成妊娠纹。由此可见，预防妊娠纹第一步就是要保持平稳的体重增长，准妈妈的体重在孕早期（即怀孕1 ~ 3个月）可增加1 ~ 2千克，在四个月之后每个月增加的体重应大于1千克少于3千克，整个孕期增加的平均体重为8 ~ 12千克。

2. 适度运动增加皮肤弹性

在身体允许的情况下，准妈妈可以做一些运动，如孕妇瑜伽、孕期体操、散步等，这些运动能够增加皮肤弹性，防止妊娠纹产生，还能提高腹部肌肉力量，有助于自然分娩。

3. 保持皮肤滋润

妊娠纹是由于皮肤弹性纤维断裂造成的，皮肤干燥的准妈妈就更容易出现妊娠纹了。因此，准妈妈要定时在容易出现妊娠纹的地方涂抹润肤露，以保持皮肤的湿度。在涂抹润肤露的同时，可配合按摩手法，效果会更好一些。

4. 适量补充胶原蛋白

猪蹄、猪皮、蹄筋、鱼皮等食物中含有胶原蛋白，能够增加皮肤弹性，提高弹性纤维的韧性。不过这些食物中含有较多的脂肪，准妈妈还是要结合自己的体质，在医生指导下食用。烹饪时，可将它们与蔬菜、豆类等搭配，如黄豆猪蹄煲、山药炖猪皮等，以减少油脂摄入，提高人体对胶原蛋白的吸收利用。

5. 使用托腹带

托腹带可以将腹部托起，承受一部分重量，从而避免皮肤被过度牵拉延展，减少妊娠纹的出现。

 ## 分娩前的准备

❖ 产前应准备好宝宝用品

刚出生的宝宝娇嫩脆弱，需要得到无微不至的关怀，为了能有条不紊地迎接宝宝到来，在孕7个月或分娩前准妈妈可在家人的协助下为宝宝做好下面这些准备。

1. 服装

（1）帽子是新生儿外出不可缺少的，可选择松紧款式，质地要柔软透气。一般来说，根据宝宝头围增长速度，这顶新生儿帽子能戴3～6个月不等。此外，鞋、袜子等也要备齐，不必一次买得太多，随用随买。

（2）根据季节不同，可准备夏季或冬季衣服。刚出生的宝宝会因溢奶或屎、尿弄脏衣服，需要随时更换，所以至少给宝宝准备3套衣服。衣服应选择纯棉布或纯棉制品，最好是穿过的，这种婴儿服质地比新买的更柔和，且都清洗干净，不含有化学残留，不会刺激宝宝娇嫩的皮肤。衣服款式上，上衣要做成圆领，裤子可做成开档连脚裤，以达到透气、脚部保暖的效果。衣服和裤子上都不要钉扣子，以免伤害宝宝的皮肤。

2. 日常用品

（1）宝宝在排泄后，需要立刻对小屁屁进行清洁，为了减少清洁的不便，不妨准备一些含有润肤露成分的婴儿专用湿纸巾。这种湿纸巾不仅可以彻底清洁局部，还能滋养皮肤，预防尿布疹。除了湿纸巾外，婴儿香皂、婴儿浴液、婴儿润肤霜、婴儿爽身粉、棉棒或脱脂棉球等、75％的消毒酒精也都需要准备。

（2）宝宝皮肤娇嫩，抵抗力弱，因此盆具的使用一定要各司其职，洗脸、洗澡、洗尿布等都要有专门的盆。盆具最好选择PP材质，这种材质化学性质较稳定，不会因遇热而出现化学成分溶出问题。浴盆宜选择长腰字形，方便给宝宝洗澡。

（3）尿布最好同时准备纯棉布尿布和纸尿布两种。纯棉布尿布虽然使用、清洁起来相对麻烦一些，但具有纸尿布不能替代的优点。比如说，使用纯棉布尿布，宝宝的皮肤不容易过敏，且可以反复使用，非常经济适用；纯棉布尿布还能让宝宝感受到排泄物与皮肤的接触，有助于排便训练。纸尿布的好处是使用方便，用后即弃，准妈妈可根据自身情况做好准备。

（4）给宝宝准备洗澡、洗脸的专用毛巾，以及挂在脖子上的小方巾，以免宝宝喝奶、喝水时流到皮肤上。

（5）宝宝的床上用品，如婴儿床、小棉被、小夹被、小布包、小绒毯（或婴儿毛巾被）等，每种最好准备2～3套。是否准备婴儿定型枕，准妈妈最好咨询医生，一般来说医院会准备一个3厘米左右厚的枕头，主要是为了避免或改善新生儿吐奶。

（6）哺喂新生儿以母乳为佳，但为了防止母乳不足或其他情况，也要准备好奶瓶、奶嘴、奶锅、奶瓶刷、温奶器、奶瓶保温袋、蒸锅、婴儿软勺、小碗等，还要购买婴儿配方奶粉、浓缩鱼肝油（维生素AD滴液）、钙粉。

3. 玩具

选择色彩鲜艳、声音悦耳的玩具，如摇铃、气球，这些玩具对宝宝的视觉、听觉发育，以及观察力、注意力的培养、锻炼都是非常有益的。

⚙ 准备好产妇的用品

除了要给即将出世的宝宝准备好用品外，准妈妈也要为自己做好打算，可从怀孕第七个月开始就开始添置产后所需要的物品，这样做既可以留出充裕的时间，让准妈妈有体力和家人一起购买，不会因为突发情况临时住院，而弄得手忙脚乱；另一方面，也可以让准妈妈享受到添置物品的幸福感，舒缓分娩可能带来的不安心理。由于很多医院都会提供部分产妇用品，在准备之前最好向分娩医院了解一下。

1. 盥洗用品

毛巾8条，分别用来擦脸、擦手、擦脚、擦身、擦私处，还有3条可用来热敷乳房、擦汗；盆3个，分别用来洗脸、洗脚、洗私处；消毒纱布若干，喂奶时可用来清洁乳房；牙刷、牙膏、漱口水，牙刷选择软毛的，牙膏最好选择无刺激气味的，漱口水则是为了方便不方便起身刷牙的新妈妈使用；洁面、护肤用品，沐浴露、洗发水、洗面奶、爽肤水、面霜、晚霜等，可选择旅行装；喷壶1个，用来帮助顺产的新妈妈在如厕后清洁下身。

2. 个人用品

开襟外套1件，天气较凉或早晚时披在病服外，可防止下床走动时着凉；哺乳式文胸2～3个，方便给宝宝喂奶；防溢乳垫（一次性）1盒，垫在内衣里，吸收溢出的乳汁，保持内衣、乳房干爽、清洁；收腹带1个，可用来收腹、防止脏器下垂、减少对伤口的压迫；收腹内裤2～3条，作用与收腹带相似，两者结合使用效果更好；带后跟的拖鞋2双，一双新妈妈穿，另一双是为陪护者准备的；宽齿梳子1把，橡皮筋数根（长发新妈妈可使用），小镜子一面；内裤数条，睡衣2套，产后护理裤数条；带吸管的杯子1个，不方便起身时使用非常方便；干净外衣裤、帽子一套，出院时使用；其他的，如落地衣架、一次性纸杯、吸奶器、成人卫生巾或纸尿布等。

3. 食物及其用品

可微波加热的饭盒、筷子、勺子、洗涤灵、洗碗布、大小保鲜袋数个；果汁、葡萄糖、蜂蜜、巧克力、红糖、点心及易消化的食物，如汤羹类、面条、稀粥等，以补充生产及产后消耗的体力。

4. 相关证件及其他

身份证、母子健康手册、记录准妈妈平时身体健康情况的原始病历、医疗保险卡、住院押金（现金）、必要的通讯工具、记录家人电话号码的通讯录。

✿ 分娩前肌肉练习

盆底肌肉的收缩是构成产力的第一因素，可是怀孕时腹腔压力、盆腔脏器的重力，再加上重量日益增加的子宫，盆底肌肉在持续受压中逐渐变得松弛。松弛的盆底肌是无法在分娩时发挥"推力"作用的，有可能会延长产程，增加准妈妈的痛苦，引起胎儿缺氧，还有可能导致难产。为了减轻准妈妈分娩时的痛苦，也为了宝宝的健康，准妈妈在分娩前一定要对盆底肌肉进行锻炼。

1. 抬腿运动

准妈妈左侧卧，左手支撑头部，右腿略屈，右脚放在床上。将右膝向上抬起，接着慢慢将右脚向斜上方抬起，直到右腿伸直，右脚掌冲斜上方。保持2 ~ 3秒钟，右膝放松，慢慢落下，回到起始体位。抬腿时呼气，还原时吸气，每侧10 ~ 20次，换左侧重复相同动作。

2. 盘坐伸展运动

双腿盘坐，以舒服为宜，缓缓吐气，将身体重量放在两膝上。双手慢慢抬起，升到胸前时做扩胸运动数次，然后双手继续向上举交握于头顶，适度发力向上、左右两侧伸展。

3. 驼峰下垂运动

双手、膝盖撑体，大小腿成垂直角度，目视下方，伸展背部、腰部，丈夫可在一旁用双手轻托准妈妈的胸部帮助支撑。准妈妈吸气，同时收缩臀部，在丈夫的帮助下慢慢拱背，直到双眼能看到腹部或大腿。慢慢吐气，放松臀部，头部向前带动身体重心也向前移，恢复起始体位，放松背部。

4. 骨盆倾斜运动

准妈妈平躺，双腿屈曲，大小腿间呈30° ~ 45°，双脚打开约30厘米，脚掌贴在床上。头和肩膀枕在枕头上，双臂、双手平放在身体两侧，手掌向下，尽量将后腰下压顶在床上。保持这一姿势，呼气，然后慢慢吸气，放松脊椎骨，保持这一姿势5 ~ 10秒钟，慢慢放松腰背部，重复相同动作数次。

5. 收缩会阴、臀部运动

准妈妈平躺，双腿屈曲，大小腿间呈30° ~ 45°，双脚打开约30厘米，脚掌贴在床上。头和肩膀枕在枕头上，双臂、双手平放在身体两侧，手掌向下。保持这一姿势，尽量收缩阴道、肛门处的肌肉，保持8～10秒。然后慢慢放松肌肉，休息5秒钟，重复相同动作数次。

✿ 分娩前呼吸练习

眼看着离预产期越来越近，准妈妈心理是不是又期待又紧张呢？其实，准妈妈不必过于担心，正常分娩时除了要依靠产力将胎宝宝"推"出体外，还有一个非常重要的辅助力量——呼吸。正确的呼吸可以帮助准妈妈在分娩过程中正确用力，同时还能令人放松，保持平静，即使在宫缩时也能控制好身体用力节奏。

准妈妈可从怀孕四个月起，就开始练习呼吸，呼吸时可选择盘腿、仰卧屈腿或坐在椅子上，将双腿稍微分开，并且一手放在腹部，另一手放在胸部，从而在练习时更好地感受呼吸。分娩时的呼吸是有一个过程的，首先产妇运用腹压，宫缩时先深吸一口气屏住，然后如解大便样向下用力屏气，使腹压增加；在宫缩间歇，产妇呼气，尽量放松全身肌肉，待宫缩时再重复吸气、屏气。

在这一过程中，呼吸可分为浅呼吸和深呼吸两种，浅呼吸适合宫缩达到顶点时使用，而深呼吸有镇静效果，比较适合宫缩开始和结束时使用。

1. 浅呼吸

当宫缩达到顶点，疼痛开始时，用嘴吸一口气（双唇微闭），吸气时只吸到肺的上半部，此时只有乳房随着呼吸起伏，腹部几乎保持不动。吸气后，屏气，心里默数5秒钟，想象吸进去的气正在肚子里流动，然后将气一点点送出去（用嘴或鼻腔皆可），不要用嘴吹气，呼气时间为吸气的2倍。如此反复做4～5次，呼吸逐渐变得短而浅，直到呼吸恢复自然。浅呼吸有时会引起眩晕或手发麻的感觉，不要紧，继续练习几秒钟，这种感觉就会基本消失。

2. 深呼吸

用鼻子深深地呼气，然后深深地吸气，同时使腹部膨胀起来，吸气的同时想象空气正沿着腹部上升；吸气到最大程度后，在感受到胸廓向外、向上扩张时，集中注意力，并用力向下屏气，想象正在推挤胎儿前进。接着，缓慢地将气体呼出，同时想象气体沿着脊柱一路下降到会阴、子宫颈口，并最大限度收缩腹部。深呼、深吸所产生的气流仿佛是一个保护圈，围绕着子宫和宝宝。

准妈妈可反复练习，缓慢进行。经过几天练习后，准妈妈对深呼吸掌握的会更好，这个时候可以在做其他事时，如上楼梯、散步配合做深呼吸，这样在第一次宫缩来临时，就可以在深呼吸的同时做其他动作。准妈妈练习深呼吸，可以30秒为一次宫缩时间，然后逐渐增加练习，最后达到60秒为一次宫缩为止。

⚙ 分娩前放松练习

一提到顺产，大部分准妈妈最害怕的就是疼痛，甚至有的准妈妈一躺到产床上，就会出现四肢僵硬、呼吸加快、血压上升等症状，医生将这些症状总结为紧张疼痛综合征。紧张疼痛综合征不仅会加剧分娩时的痛感，还会影响子宫胎盘血流量，导致胎宝宝缺氧；并会使准妈妈大量出汗、恶心、呕吐、脱水，从而影响正常分娩等。因此，准妈妈除了要在分娩前做好呼吸、肌肉练习，还应当学会如何放松身体。

放松的姿势有两种：一种是仰卧式，即垫高头、腘窝、双足足底，使全身肌肉放松；另一种是侧卧式，即右侧卧在床上，脸朝向一侧，右手放在枕头上，左手放在身后，双腿屈曲，右小腿下垫一个枕头。

准妈妈可根据自身情况，以一种姿势为基础，进行肌肉控制练习。做肌肉控制练习是为了用四肢轮流收缩模拟宫缩，帮助准妈妈学会控制身体各部分肌肉。

1. 仰卧位

① 左手握拳，并屈起左臂，此时左臂肌肉收紧，其他部位尽量放松。

② 放松左臂、左手，换右手握拳、右臂屈起，其他部位尽量放松。

③ 放松右臂、右手，勾起左脚，使左腿肌肉收紧，其他部位尽量放松。

④ 放松左腿、左脚，换右脚勾起、右腿收紧，其他部位尽量放松。

⑤ 左手握拳，左臂屈起收紧，左脚勾起，左腿收紧，身体右侧尽量放松。

⑥ 放松左臂、左手、左腿、左脚，右手握拳、右臂屈起收紧、右脚勾起、右腿收紧，身体左侧尽量放松。

⑦ 全身慢慢放松。

2. 侧卧式

侧卧式做勾脚、握拳动作不太方便，因此可省略这一动作，直接收紧左臂、同时放松身体其他部位，依次收紧的部位为右臂、右腿、左腿、右臂右腿、左臂左腿、右臂左腿、左臂右腿，在这个过程中保持身体其他部位尽量放松。

✿ 分娩前的姿势练习

最常见的分娩姿势是平躺的，但其实分娩是有很多姿势可以选的，这些姿势各有特点，分娩时可在医生指导下选择或变化姿势。为了能更好地配合医生指令，准妈妈不妨先熟悉一下分娩姿势。

1. 仰卧位

准妈妈平躺在床上，双腿屈曲，脚跟尽量靠近臀部，双脚打开比肩略宽，双手从外侧扶在双膝下。仰卧位的优点是帮助胎儿转换胎位，同时比较方便产科处理及对新生儿处理。缺点是无法充分利用重力，容易造成外阴撕裂，增加侧切的概率，或延长产程；子宫对下腔静脉造成压迫，抑制回心血量，可能诱发胎儿宫内窘迫，或增加产后出血量；限制产道扩张，易增加难产风险。

2. 侧躺式

准妈妈右侧卧，丈夫可在背后一手扶住准妈妈右肩膀，另一手拖住左大腿根，使左腿抬起来。此时准妈妈抬起头、肩膀靠在丈夫的手臂上，右前臂撑体，左手放在体后，右腿略微屈曲，背部蜷曲；也可躺在床上，丈夫一手扶住准妈妈左小腿，另一手托起左大腿，准妈妈背部蜷曲，双手从外侧扶住双膝。这种姿势对于准妈妈来说是比较舒服的，能放松会阴肌肉，从而减少静脉受压，可防止引发胎儿窘迫、产后出血增多。

3. 前倾跪式

准妈妈跪在床上，上身慢慢向前倾，直至双臂压在枕头上。将前额枕在手臂上，双腿打开。前倾跪式有助于帮助长期臀围的胎儿分娩，并能降低阴道撕裂、会阴侧切的概率。不过，这种姿势会增加准妈妈劳累感，对双膝也会造成很大的负担。

4. 蹲坐式

丈夫坐在平坦处，双脚尽量打开，准妈妈在丈夫双腿间坐下，双手扶住丈夫小腿，丈夫双手扶住准妈妈的肩膀，准妈妈脚跟跷起。蹲坐式可以令产道扩大至最大，有利于顺利分娩，并能尽量减轻胎儿在分娩中缺氧的程度。

5. 站立式

准妈妈站立，双手从头上方抓握栏杆等。在众多分娩姿势中，站立式是最能充分利用重力的姿势，这种姿势能增强宫缩力度，缩短第二产程，同时能够帮助胎儿头部顺利转至下方，缺点是会让准妈妈比较累。

6. 跪式

跪式有很多种，第一种：准妈妈手、膝触地，腰背平直。第二种：跪在地上，脚尖撑体，双手支撑在与膝盖高度一样的地方，背部保持平直，双目注视下方。第三种：单膝跪在台子前面，另一脚踩地，大小腿间成垂直角度，准妈妈双手放在台子上，额枕前臂。第四种：准妈妈跪在台子上，上身直立，与丈夫拥抱，双臂环抱对方颈部，丈夫双手环在准妈妈腰部。此体位优缺点可参考前倾跪式。

7. 蹲式

蹲式有两种，第一种是半蹲式，准妈妈双脚尽量打开，上身下移，双手环抱丈夫头颈，丈夫环抱准妈妈上背部。第二种是全蹲式，丈夫跪在地上，上身直立，准妈妈双脚打开下蹲，脚趾撑地，双手环抱丈夫头颈，丈夫扶住准妈妈肩侧。此体位优缺点可参考前倾跪式。

温馨提示

生产的每一刻都是可以改变姿势的，究竟分娩时需要用哪一种姿势，会有医师在一旁进行指导。

临产的征兆及准备

❀ 上腹轻松、下腹沉重

初次生产的准妈妈，胎宝宝会在临产前1～2周时将先露部逐渐下降至骨盆，宫底随之明显降低。正因为如此，准妈妈会感觉上腹部轻松多了，没有东西再压迫胃、横膈膜，呼吸比以前更顺畅，胃口也比以前好了。

不过，下腹部会因为胎宝宝的下降而感觉沉重，甚至是下坠感，仿佛有东西从下身掉下来一样。与此同时，原本几乎消失或得到改善的腰酸背痛、尿频、分泌物也重新出现。对此，准妈妈不必过于紧张，只要按部就班做好生产准备，做好饮食与心理调节就可以了。

✿ 见红

见红是准妈妈即将开始分娩的一个可靠征象。在这里，我们先对分娩前的见红与阴道出血做一下区分。分娩前的见红通常会发生在分娩前24 ~ 48小时，这个时候准妈妈的子宫颈口开始活动了，这一活动的结果就是使位于子宫颈口附近的胎膜与该处的子宫壁发生分离，从而导致毛细血管破裂。破裂的毛细血管会分泌出少量血液，经阴道排出后与宫颈内的黏液混合，从而形成所谓的"见红现象"。阴道出血既可能发生在妊娠晚期，也可能发生在临产时，它出现的原因相对复杂一些，简而言之，是由于各种原因导致母体前置部分的胎盘自其附着处剥离，造成血管破裂而引起的出血现象。

那么，我们如何来确定临产前的"见红"是不是即将分娩的症状呢？方法很简单：如果新妈妈在产前检查结果正常，平时也无任何异常情况，到了预产期，并出现过不规律的宫缩，此时发现见红，则可认为是临产前的可靠征兆。

新妈妈或家人发现有见红征兆时，千万不要惊慌，因为见红后离真正分娩还有一段时间，此时先要观察见红的形状、颜色、量等，确定为临产前见红后再入院或请医生做准备。

✿ 宫缩

宫缩，简而言之，是指有规则的子宫收缩，它会陪伴准妈妈整个分娩过程，但有时也会迫不及待地出现在分娩前数周，我们称后者为假性宫缩。如何区分真假宫缩呢？最简单的方法是看其是否在预产期内以及准妈妈有无疼痛感。

准妈妈分娩前数周，子宫肌肉变得非常敏感，有时会出现不规则的收缩，不过持续的时间较短，而且力量较弱，并不能使子宫颈口张开，因此被称为假性宫缩。相反，临产前的宫缩是非常有规律的，初期准妈妈的宫缩间隔大约是10分钟一次，也有的人宫缩间隔为5～6分钟，每次持续20～30秒，且会有轻微的疼痛感。随着疼痛感的加强，宫缩的程度也随之加重，每次持续40～60秒，间隔时间也缩短至3～5分钟或1～2分钟，宫缩强度逐渐增加，此时如果摸下腹部会有坚硬感。

对于较频繁的假性宫缩（每小时宫缩次数在10次左右）或者伴有较强烈的腹痛，准妈妈应当及时去医院，在医生指导下服用可抑制宫缩的药物。如果宫缩次数不是很频繁，一般情况下注意休息，放松精神，做好保暖措施，并采用下面介绍的呼吸方式，即可缓解宫缩带来的不适感。

① 准妈妈平卧在床上，微闭双目，用鼻腔做深呼吸数次。

② 改用口做深呼吸，直到腹部肌肉得到放松。

③ 改用鼻腔深吸气，屏气5秒钟左右，然后深长呼气。以上呼吸可反复进行。

如果准妈妈在临产前出现较剧烈的宫缩痛，除了可用刚才介绍的呼吸法来缓解外，还需要准爸爸及家人的帮助。

① 消除准妈妈焦虑、紧张、恐惧的心理，使其精神放松下来，促进正常宫缩，从而缩短产程。

② 可通过按摩（腰骶部）、抚摩（腹部）、交谈等方式，分散她对疼痛的注意力，提高她对疼痛的耐力，同时使身体得到放松。

③ 临产前的宫缩通常会持续较长时间，准爸爸一定要保证准妈妈躺或坐的舒适度，可为其准备一些枕头、靠枕、垫子等，这些物品最好选择准妈妈常用的，这样从心理上也能减轻她对分娩的恐惧感。

○ 破水

很多准妈妈都将破水作为孩子即将生产的信号，这种认知并没有错，当子宫开大或开全后，胎宝宝会进入产道，从而使羊膜破裂，令羊水不断地流出来。这个时候，新妈妈为了自身和宝宝的安全，不能再做任何活动了，而是要躺下休息。为了避免羊水流出过多、脐带脱落，可在臀部垫一个垫子，令其处于稍高一些的位置，且在去医院的途中也要始终保持平躺。

破水一旦发生，应当立刻与医院联系，一般来说直接可进入分娩程序。但这里有一个例外，如果准妈妈感觉破水发生在阵痛前，则有可能是早期破水。无论是对准妈妈还是胎宝宝，早期破水都是非常危险的：对于准妈妈来说，可能会增加子宫内感染的概率，严重者甚至会引发败血病、休克、死亡；对于胎宝宝来说，可能会发生早产、感染、缺氧、脐带脱除、胎盘剥离等并发症，甚至会引起死亡。

为了防止细菌感染，保证母子平安，破水后如果6～12个小时内没有分娩迹象，且怀孕已超过35周，医生就会使用催产素来助准妈妈一臂之力。如果胎儿只有24～25周，检查后一切正常，准妈妈就不必过于担心，此时医生会开一些药物进行安胎、预防感染。准妈妈此时也要做好防护措施。

① 尽量减少活动，躺在床上休养。

② 不要洗澡，可用干净柔软的毛巾蘸温水擦拭。

③ 不做盆腔内检，停止夫妻生活。

④ 多喝水，每天定时测两次体温。

⑤ 定期监听胎心。

⑥ 发现阴道排出棕色或绿色柏油样物质，要及时通知医生，以确定胎宝宝是否受到压迫或发生危险。

分娩进行时

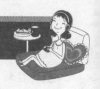

◎ 第一产程的经过与配合

第一产程又称宫口全开期，它始于子宫出现规律性收缩，每次收缩时间较短，收缩力量也比较轻微。随着宫缩越来越频繁，间隔时间渐渐缩短，宫缩力量也逐渐加强，子宫口也随之慢慢张开。到了第一产程末，大概每2～3分钟就会出现一次宫缩，每次维持1分钟左右，这个时候子宫口全开了（可扩展到10厘米），至此第一产程结束。初产孕妇经历这一产程需要12～16小时。

在这各阶段中，准妈妈需要配合医生的事项有以下几点。

1. 选择体位

除非医生认为有必要，准妈妈无需采取特定体位，只要能令自己感到舒服，缓解宫缩带来的镇痛感即可。如果体力允许，或者胎膜未破，准妈妈不妨下地走走，有助于宝宝的分娩，如果胎膜已破，就是已经破水了，准妈妈就应该卧床休息，以免造成脐带脱垂。

2. 放松情绪，注意休息

紧张会影响到子宫正常宫缩，还会引起疲惫、乏力等不适。准妈妈可采用注意力转移等方式，来放松情绪，并利用宫缩间隙休息或下床活动。

3. 呼吸放松

准妈妈如果出现腹胀或腰酸情况，在子宫口全开之前可做浅呼吸练习，直到感到宫缩减弱时，再连续做4～5次深吸气、慢呼气的练习，每次呼吸程度逐渐加深，直至宫缩停止。如果单靠呼吸法无法完全解除酸胀感，还可在呼吸时配合腹部按摩法，即吸气时双手从腹部两侧轻轻向小腹中央按揉；呼气时，再以相同手法从小腹按摩至腹部两侧。也可以双手握拳，压住两侧腰部或耻骨前方。这些动作在宫缩结束后应立刻停止。

4. 其他

准妈妈每2～4小时排尿一次，以免膀胱充盈对子宫收缩及胎头下降造成影响。为避免紧张引起的脱水、乏力，准妈妈还应适当进食、饮水。

第二产程的经过与配合

第二产程又称胎儿娩出期，它始于子宫颈口开全，胎儿会随着宫缩慢慢下降，最后从完全开大的子宫口娩出，第二产程初产妇会花费1～2个小时。准妈妈在这1～2个小时之中需要主动参与分娩，并且正确运用腹压，帮助宝宝顺利经过产道。由于子宫收缩的强度在这个阶段会达到最高峰，准妈妈要根据宫缩的节拍而用力。

1. 选择适当的姿势

在分娩的第二个阶段，最理想的分娩姿势是最大限度打开产道，利用重力作用帮助宝宝出生，而各种姿势均有利弊之处，这就需要准妈妈在宫缩的过程中在医生的指导下，变换不同的姿势，以找出最适合分娩的姿势。

2. 采用深呼吸

当子宫口全开后，由于胎儿下降至骨盆底并压迫到直肠，准妈妈常常会有解大便感觉，如果出现这种感觉，准妈妈在深吸气后，要向下屏气，同时双手紧抓住固定物，打开双腿。屏气要注意这样几个问题：屏气时间越长越好；屏气时臀部要固定在床上，不要随便乱动；屏气不可过于用力，以免造成会阴撕裂。宫缩结束后慢慢吐气，然后再慢慢吸气、呼气，直到恢复自然呼吸，迎接下一次宫缩。应当注意的是，准妈妈不要在宫缩时为缓解疼痛而大喊大叫，这么做既会造成不必要的体力消耗，又容易引起肠管胀气，不利于宫口扩张、胎儿下降。

当胎头娩出时，准妈妈不要再继续猛然用力，而是听从医生的要求，采用张嘴短促的哈气呼吸方式，即不出声发"哈"、"哈"，以便于胎头缓缓娩出。

温馨提示

如果准妈妈有下面情况，必须做会阴侧切。

① 会阴弹性差、有炎症或水肿情况，阴道口狭小。

② 胎儿较大、胎儿头位不正，加之产力不强。

③ 子宫已全开，但胎头较低，且胎儿明显缺氧、胎心率异常，羊水混浊或混有胎粪。

④ 准妈妈35岁以上，或合并有心脏病、妊娠糖尿病、妊娠高血压综合征等。

⑤ 使用产钳助产。

❀ 第三产程中的经过与配合

第三产程又称胎盘娩出期，是指胎儿已经娩出，胎盘、包绕胎儿的胎膜与子宫分开后，在宫缩的作用下排出体外的过程，这一阶段需要5～15分钟，一般不会超过30分钟。如果超过30分钟胎盘仍未娩出，由医生加以协助，并在胎盘娩出后，检查软产道是否有裂伤，如有裂伤或侧切伤口，则会将其缝合，至此整个分娩过程就算结束了。

此时，准妈妈还不能立刻回病房，而是要在产房卧床休息，医生会观察子宫收缩情况，了解有无出血过多（重点观察胎盘未能及时娩出者）、虚脱、血压高、休克、会阴血肿等情况，这一阶段需要1～2个小时。为了使医生能提早发现问题，及早采取措施，如果出现不适症状（哪怕是有排便感），准妈妈们都应及时向医生、护士报告。

温馨提示

新妈妈分娩后，消耗了大量的体力和精力，此时出现困顿疲倦感是在所难免的，但新妈妈最好不要立刻熟睡，而是采取半坐卧位，用手掌从上腹按揉至脐（剖宫产除外），然后按揉脐部片刻，最后按揉小腹，时间比揉脐要长一些。如此重复10次，有利于恶露下行、缓解或避免腹痛等，完成后数小时即可熟睡。

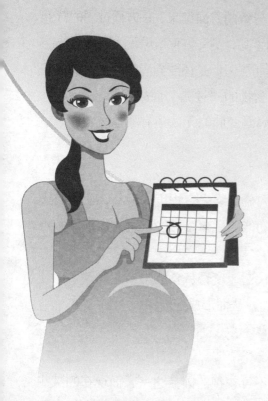

第三章

产后保养

- 产后的塑身计划
- 产后食补计划
- 产后食谱推荐
- 产后的起居及护理
- 产后不适、疾病的科学护理

产后的塑身计划

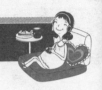

是什么让产妇变胖

度过了漫长的妊娠过程和辛苦的产程，不少女性的身材已经不再像怀孕时那么丰满，可是还是很难恢复到未怀孕前的状态。为了恢复原有身材，大家不约而同地选择了节食的方法。

我们说，这种方式确实能起到一定作用，很多产妇很肥胖，大部分是和饮食不科学有关。比如，为了提高乳汁质量，大量进食高蛋白、高热量的食物，而水果、粗粮等摄入量就少得多，这样会导致两方面结果，一方面过剩的营养会加重各脏腑的负担，可能引发脂肪代谢紊乱，另一方面脏腑无力将多余脂肪运输出去，使之堆积在身体各处，形成脂肪层。但是还要弄清楚的是，饮食并不是造成肥胖的唯一原因，如果只揪着食物的"过错"而忽视了其他因素，是永远无法战胜肥胖这个敌人的。让新妈妈变胖的元凶还有哪些呢？

1. 睡眠不足或过多造成紊乱

睡眠时间不足，会造成神经系统和内分泌腺一定程度的紊乱，使脂肪代谢发生失调。与此同时，具备分解脂肪功能的激素量减少，进一步加剧多余脂肪的蓄积，导致生育性肥胖。

睡眠时间过多，又会降低身体新陈代谢速度，从食物中摄入的碳水化合物等营养元素会以脂肪的形式储存在体内，从而形成脂肪层。

2. 遗传因子

在以往的认知中，遗传是造成肥胖不可忽视的因素之一，而现在的某些理论中，认为肥胖的基因因素非常少。但不管是哪一种理论，都没有完全否决基因在肥胖中起到的作用。因此，也可以将遗传归入肥胖的原因里。一般来说，如果新妈妈的父母双方或一方是肥胖者，那么她在生产后发胖的概率就可达80%以上。

3. 未采用母乳喂养

不少新妈妈害怕哺乳会让乳房松弛下垂，遂采用其他哺乳方式，其实这一做法才可能是"引胖上身"的原因。在母乳喂养时，新妈妈体内多余的脂肪、营养会通过乳汁进入宝宝体内，从而帮助消耗孕期体内堆积的脂肪。如果拒绝哺乳，就相当于断了排出脂肪的"后路"，再加上饮食等一系列问题，体内脂肪就会越来越多，最终形成肥胖。

4. 骨盆的变形

如果身体其他部位都比较匀称，唯有腹部比较肥大，并且很难减下去，这有可能是骨盆变形引起的。女性在经历生产后，如果缺少运动或调理，再加上一些生活中的不良习惯，骨盆就会变大、倾斜，导致下腹两侧的肌肉失去平衡，具体表现为一侧下腹明显突出，腰部松弛。

❂ 产后塑身的4大关键

对于发胖的新妈妈来说，产后是否及时减肥，关系着以后体重是增加还是降低。这里的"及时"是指减肥的黄金期，即产后6个月，也就是说在这个黄金期内减肥，能令减肥效果大大提高。而为了让塑身更加顺利，在这里要掌握四个关键。

关键一：是塑身，而不是瘦身

严格来说，塑身是指直接或间接围绕热量为中心，以减少热量为有效指标，以保护基础代谢为健康指标，所采取的一系列方法。它与单纯的瘦身不同，不是为了追求"以瘦为美"的境界，而是在保证健康的基础上使个人体形恢复至健美标准。因此，在这里提醒诸位新妈妈，一定要将塑身与瘦身区分开来。

关键二：饮食、适量运动并重

有的新妈妈认为，哺乳时不能活动或尽量少活动，多以饮食调养为主；有的新妈妈则刚坐完月子，就迫不及待地开始节食，并进行大运动量的锻炼。这两者都是不可取的，前者一味摄入营养而疏于活动，会造成营养过剩；后者只顾运动，而忽视了营养补给，容易使肌肉因能量消耗过大出现酸痛、疲倦、无力的感觉，无法维持恒定运动量，而且还会影响运动效果。

在这里再次强调一下，想要达成塑身目标，饮食和运动都是非常重要的，二者缺一不可。在保证适量营养和充分休息的同时，新妈妈不妨做一些恢复性体能训练。训练应将有氧运动与力量训练结合起来：有氧运动的目的是恢复体能、减少脂肪堆积，运动形式可选择游泳、快走、产后瑜伽、健身操等；力量训练则可以令人体的肌肉力量、韧带张力恢复至孕前状态，甚至更好。二者协调使用，对防止日后的腰腿痛也是很有好处的。训练次数可随着身体恢复慢慢增加，例如刚开始做 10 ~ 20 次，后面可增加至 20 ~ 30 次，一般来说每天练习两遍，效果最为明显。

应注意的是，如果新妈妈不是顺产，而是剖宫产或者做了侧切，需要在伤口彻底痊愈后才能做相应的训练。而一些患有严重疾病，如产后大出血、产褥期严重感染、妊娠合并重症肝炎、妊娠合并心脏病、急慢性肾炎、重症糖尿病、甲状腺功能亢进症、严重心理障碍等患者则应在医生指导下进行。

关键三：产后按摩

产后塑身按摩的主要作用是通过调节经络系统、身体阴阳、脏腑功能、筋骨肌肉，以促进脏腑器官运作，通经活络，促进气血运行，使身体功能得到综合调理，对体形的恢复大有裨益。一般情况下，自然分娩女性 12 小时后、剖宫产女性 24 小时后，且无禁忌证（传染病、感染病、严重脏腑功能不全、严重神经疾病、严重精神疾病、急性脊柱损伤，以及严重的骨关节软组织和肌肉疾病等）的，即可采用适当的按摩。

关键四：产后哺乳

有的新妈妈担心哺乳会造成乳房下垂，其实这种担心是不存在的。当宝宝吸吮乳头时，可以令母体内的催产素、催乳素反射性分泌，有利于促进宫缩、帮助子宫复旧；而乳汁中20%的热能来源是妊娠期母亲体内储存的脂肪，正常哺乳对体形恢复大有益处。

温馨提示

新妈妈不应为了尽快恢复体形而过早做大运动量的活动，甚至节食减肥。前者会令腹肌紧张、腹压升高，从而加剧盆腔内韧带和肌肉松弛状态，易造成尿失禁、排便困难、子宫脱垂等问题；后者会导致头晕、失眠、小便失禁、脏腑功能衰弱、精神状态变差等情况。

○ 产后如何饮食可防"胖"

要想让身体尽快恢复至怀孕前状态，给宝宝提供充足的乳汁，少不了要靠饮食来调理一番，不过这样一来大家可能就会担心：吃得太好了，身体发胖怎么办？其实，营养与好身材并不一定总是"敌对"的，只要掌握科学、合理的方法，美食也能为你的好身材来"助阵"！

1. 早餐要吃，也要吃好

早饭虽然是一日三餐中所需量最少的一餐，却是产后塑身计划中不可或缺的一个环节。当新妈妈在早上摄入足够的营养后，身体进食信号就会慢慢变弱，在一定程度上避免了食欲过强而可能造成的暴饮暴食。同时，能量已经消耗差不多的身体，在早晨及时得到能量补充后，就能放慢或者停止为避免再次储备不足而加强对脂肪的储存。

为了更好地发挥早餐的功效，在选择食物种类时可遵循"吃多不如吃精"的原则，《中国居民膳食指南》建议，三餐总热量为1500千卡左右，早餐占25% ～ 30%，热量来源主要包括蛋白质、脂肪和碳水化合物三种，三者比例约为1：0.7：5。在这一方面，中西早餐各有千秋。中式早餐的主食比较丰富，如馄饨、面条、各种饼类等，西式早餐的副食相对更丰富一些，为了保证营养齐全，可将二者搭配食用。例如一份米粥、馒头或饼等，配上新鲜的蔬菜、水果、里脊肉、培根（低脂、低盐）；或者一份豆浆（低脂牛奶），配上蔬菜水果肉排全麦三明治等。这些搭配方式，既可以促进新妈妈因生产、哺乳造成的食欲低下，又可以获取全面的营养，以增加乳汁质量。

2. 吃粗粮时最好先发酵

当新妈妈生完宝宝后，由于身体失血、失水过多，从而导致"津血亏耗"，此时多吃一些富含膳食纤维的食物，如粗粮等，不仅可促进肠道蠕动，防治产后便秘，还可吸取多余的脂肪和坏胆固醇，将其排出体外。不过也正因为"津血亏耗"，导致肠胃功能相对较弱，如果不小心摄取过量膳食纤维，就有可能加重肠胃负担，不但达不到排脂的目的，还会影响人体对各种无机盐的吸收。

为了避免这一情况发生，建议除了控制对蔬菜、水果中膳食纤维的摄入外，在烹饪粗粮前，最好先将其发酵。粗粮发酵后除了保留蛋白质、碳水化合物、脂肪以外，还会产生一种酵母菌，防止B族维生素在烹调时被破坏。酵母菌的另一个作用是促进粗粮中某些酶分解，使钙、铁、锌等元素更易被吸收。粗粮发酵的方法很多，如制作蛋糕、馒头、包子、面条、窝头等，如果加入少许牛奶、豆粉、藕粉、大枣粉、核桃粉等辅料，会让粗粮的口感更软一些，口味更加香甜。

温馨提示

　　除了将粗粮发酵外，在食用前如果能将含有淀粉的主食在2～4℃的条件下搁置一段时间，能降低人体对淀粉的吸收，而其他营养则不受任何影响。

3. 分段喝水可帮助塑身

水的作用可没有解渴那么简单，实际上它对塑身也有间接的好处。水不含热量，又会令人产生饱胀感，相对应的饮食量就会减少；喝水能清除体内垃圾，有助于大便通畅及代谢物的排出；餐前30分钟喝水，还有助于促进肠胃蠕动，让胃肠道做好消化食物的准备。

水既然能帮助新妈妈塑身，那么是不是喝得越多越好呢？我们都知道，人的胃、膀胱的容积是有限的，再加上从汤、粥、水果中也会补充到一定水分，如果一次性喝大量水，不仅会增加胃、肾脏的负担，还会出现"醉水"（即水中毒）反应。

温馨提示

"醉水"出现的原因与过量喝水导致体内盐分流失、细胞水肿有关，表现为头昏眼花、身体疲倦、四肢无力、恶心呕吐、心悸心跳等，严重者甚至还有意识模糊、昏迷等表现。

因此，一般情况下，新妈妈每天饮水量在1800～2200毫升，而且最好分5～7次喝完，每次饮水量保持在250～300毫升。

时　间	水　量	原　因
6:30～7:30	250毫升	早餐前喝一杯温开水，帮助肠道做"运动"，令你产生便意，帮大肠来一次大扫除 帮助肾脏和肝脏解毒，活跃全身细胞，加快对脂肪的分解
8:30～9:30	250毫升	上午的活动也会令水分减少，身体可能会出现脱水问题，因此在这一段时间别忘了喝一杯水
11:30	300毫升	吃午饭前半个小时喝一杯水，一来可以缓解腹内饥饿，从而降低进餐速度；另一方面可补充身体所需的水分，加速新陈代谢

续表

时　间	水　量	原　因
13:00	250毫升	如果用餐完毕时间为12:30，可在餐后半小时喝一杯水，此时喝水有助于增强肠道消化功能
15:00~15:30	300毫升	下午茶时间可用脱脂牛奶、豆浆等代替白开水，既补充了水分和营养，又减少了热量的摄入
17:30	350毫升	晚餐前喝一杯水，可以缓解身体对食物的需要，让你只在真正需要食物时才会进食
21:00	200~250毫升	淋巴系统、肝、胆、肺脏、大肠、小肠等器官均在晚上运作，临睡前1~1.5小时喝水，可协助脏腑器官排毒。喝水时间不宜太晚，以免频繁起夜，影响新妈妈和宝宝的休息

4. 改变用餐顺序

① 先吃一份新鲜水果。水果是低能量的食物，放在用餐顺序的第一位，可以更好地把握总的能量摄入量。这一做法不适合脾胃虚寒的新妈妈，如果想吃水果，不妨将时间安排在两餐之间。

② 喝一小碗汤。汤到了胃中后会占据一定容积，并能降低食欲中枢兴奋性，可令食量适当减少。

③ 吃蔬菜，尤其是叶菜类、瓜茄类等能量低的蔬菜。这类蔬菜含有丰富的维生素、无机盐等成分，而且比较容易消化，可减少吃肉后给肠胃带来的负担。

④ 吃主食、肉。到了第四个阶段，人体对食物已经没有那么苛求了，面对主食与肉食可以更加理智地选择用餐量，从而避免在饥饿时摄入过多脂肪和热量。

这样一来，每餐的油脂量下降了，同时又保证了新妈妈的营养摄入，延缓了主食和脂肪的消化速度，轻松地避开了肥胖的麻烦。

5. 放慢用餐速度

在这里提到的慢餐是指用餐时细嚼慢咽，尽量延长用餐时间。这样做的好处有二：一是食物经过充分咀嚼后被磨得极细，同时胃液分泌也会增多，可以更好地消化吸收食物，直接减轻胃肠负担，这对胃肠功能较弱的新妈妈来说尤其重要；二是使饱感信号有足够的时间从胃部传到大脑中枢，发出正确指令，使人产生饱腹感。放慢用餐速度看起来很难，其实很容易做到。

① 每口饭菜的咀嚼次数在30次左右。

② 如果用汤匙代替筷子，减慢夹菜速度，用餐速度相应的也会变慢。

6. 滋补汤选择低脂肪食物

① 瘦肉、腔骨、鲜鱼、兔肉、牛尾、去皮的鸡鸭等，都是很好的低脂汤料，再配上冬瓜、魔芋、豆芽、海带、丝瓜、紫菜、蘑菇、木耳等蔬菜、海产品，可以减少汤中的脂肪，并能让新妈妈在喝汤时补充更多的营养。

② 如果使用母鸡、肘子、猪蹄等高热量、高脂肪食物做汤，在炖汤过程中要将浮油撇去；或者烫好后候温，用吸管喝汤，这样就可以避开汤表面的浮油了。

③ 鸡汤等属于发物，吃后容易致胖，最好生产后不要立刻就喝，而是过一段时间再喝。另外，新妈妈不要吃太多鸡，一个月子吃两只鸡基本上就够了。

④ 肉汤不要过浓，越浓则脂肪含量就越高，还容易增加乳汁中的脂肪含量，引起新生宝宝腹泻。

⑤ 肉汤固然营养，但汤料的营养更丰富，且油脂都溶到汤中，相对比较健康。

7. 变换烹饪方法

相同的食物，做法改变后，热量也会随之变化。比如说，食材都是鸡，清炖鸡块的热量就比炸鸡低得多，蒜泥拌肉的热量比红烧肉低，蒸鸡蛋羹、水煮蛋的热量比炒鸡蛋、煎鸡蛋低。所以，新妈妈在保证营养摄入的前提下，尽量选择少脂少油的烹饪方式。

◎ 恢复平坦小腹

经历了千辛万苦，宝宝终于健康地出世了，可是自己的肚子却没有像以前那样平坦，这恐怕是很多新妈妈非常苦恼的事了。眼看着漂亮的衣服穿不进去，却无能为力，难道自己真的只能当一辈子的"小腹婆"了吗？当然不是！腹部虽然是人体中比较容易发胖的部位，但并不意味着没有解决方法，日常习惯改变、合理使用收腹带、适当运动或按摩，均能令小腹肥胖得到改善。

1. 改变走姿和坐姿

新妈妈在走路时，一定要抬头挺胸缩腹，前后摆动手臂。如果走路时不收缩小腹，那么无论走多远的路程也不会对腹部肌肉造成刺激；如果不摆动手臂，而是采用环抱的方式，会给小腹肌肉"偷懒"的机会，起不到收腹的作用。

坐下时，要保证腰背自然挺直，决不能给小腹放松的机会，如此坚持下来，才会令腹肌变得有力而不易松垮。如果新妈妈有驼背的习惯，不妨在坐椅子时尽量不坐满，而是坐在椅面的2/3处。

2. 合理使用收腹带

当新妈妈经历了怀孕、生育过程后，腹部肌肉会因为过度伸张而造成局部肌肉松弛。如果日后未能很好地还原，就等于为体内多余脂肪找到了一个"家"，使腹部形成隆起并下坠。此外，由于新妈妈产后身体相对虚弱，体内各韧带弹性降低，很容易产生脏器下垂，脏器下垂不仅会加重腹部膨胀，还会引发坠胀、隐痛等不适。这个时候，我们建议新妈妈一定要佩戴适合自己的收腹带，除了可帮助产后恢复体形、支撑内脏外，还可起到止血、促进伤口愈合的作用，尤其适合剖宫产女性。

不过，收腹带的使用并不是无限制的，不当或长期使用会导致血脉不畅、腹压增高，引发一系列病症。因此，新妈妈在使用时一定要用法得当。

（1）收腹带最好尽早使用，自然顺产者产后即可使用，剖宫产者在产后3～6个月使用。

（2）收腹带应在每天饭后半小时，排尿之后戴上，就寝前、洗澡时取下，使用时间是半天还是全天可遵循医嘱。体型过瘦或有脏器下垂症状者，当脏器被举托复位后应取下。

（3）收腹带也有型号之分，新妈妈应根据自身条件选择适合自己的型号。这里仅提供一个大概范围。

腹围、臀围／厘米	型　　号
腹围64～70、臀围87～95	M
腹围69～77、臀围92～100	L
腹围76～84、臀围97～105	XL

（4）使用收腹带时，不要直接将其紧紧绑在腹部，而是将其穿在下腹部，先固定内侧靠下的一条腰带，再固定内侧靠上的一条腰带，松紧要适度。

3. 胸腹呼吸

（1）新妈妈平躺在床上，双手向上举，同时吸气收腹。将脚尖绷直，然后两臂慢慢落回至身体两侧，放松腹肌。每天坚持两回，每回3～4次。本法适合新妈妈在产后24小时起做。

（2）新妈妈平躺在床上，双膝屈曲，双脚并拢。深吸气，同时收紧腹肌，呼气，腹肌保持收紧状态，然后再放松，重复6～8次，每天练习两回。本法适合新妈妈产后24小时起做。

（3）新妈妈平躺在床上，双腿屈曲，用力收缩腹部，并尽量使下巴靠近胸部，保持片刻后放松，重复6～8次，每天练习两回。本法适合新妈妈产后24小时起做。

（4）新妈妈平躺在床上，双腿屈曲，脚掌贴在床面上，缓缓吸气，意想胸腹慢慢展开，腹部尽量鼓起。保持2～3秒钟，慢慢呼气，同时放松肩膀、锁骨、胸腔上部，并尽量使腹壁向背部紧缩，下臂与床面紧紧贴合，反复10次。本法适合新妈妈在产后第4天起做。

以上练习，剖宫产新妈妈视自身情况决定开始练习时间。

4. 产后体操

新妈妈平躺在床上，双手反握于腰部两侧，先将右侧腰缓缓向上抬，保持3秒钟，缓缓落下，换左侧重复相同动作。深呼吸数次，再深吸一口气，将腰背部缓缓抬起，充分伸拉腹肌，保持3秒钟，呼气的同时缓缓落下，回到起始体位。重复10次。本法适合新妈妈在产后第3天起做。

以上练习，剖宫产新妈妈视自身情况决定开始练习时间。

❂ 恢复健美双腿

为了自身和宝宝的健康安全，很多活泼好动的女性不得不在怀孕期间及产后一段时间减少相应的活动，特别是双腿的运动量明显减少，结果造成有的新妈妈双腿肌肉逐渐萎缩，并逐渐为脂肪、体液所填充，引发产后腿部肥胖。同时在怀孕期间，由于上身重量明显增大，给双腿带来了很大负担，从而引起下肢变形。

针对这种情况，在这里特别强调，新妈妈一定要重视双腿的训练，这样做的目的除了重塑身材外，还是为了在进行整体训练时能保证动作的平稳性与准确性。人体的主要支撑点是在双腿之间，只有腿部变得强壮，才能发出适当的力，来协调全身其他各部位发力。

1. 别再跷二郎腿

跷二郎腿固然舒服，可是危害也很大。偶尔一次两次还没什么，如果翘腿时间过长或过频，不仅会使骨盆、脊柱等部位偏位，还容易形成"O"形腿或长短腿。因此，新妈妈在取坐姿时，一定要保证双脚都踩在地面上，大小腿之间呈垂直角度。

2. 加大走路的步幅

大步走路也可以对大腿肌肉群起到锻炼作用。新妈妈在迈步时，要用脚跟着地，接着是脚心、脚尖，而不是整个脚掌踩地。这样走路，能够对下肢产生一定的压力，令双腿曲线变得紧实匀称。

3. 产后体操

（1）平躺在床上，双臂伸直后自然放在身体两侧，掌心向下，双腿伸直，绷直脚尖。左腿肌肉绷紧并向上伸直，与身体成垂直角度，保持2～3秒钟，缓缓下落至原位，换右腿以相同方式上抬、落下，交替做10～15次。本法适合新妈妈产后1～2天起做。

（2）平躺在床上，先将左腿屈曲，大腿与身体成垂直角度，保持这一姿势，深吸气，呼气时将左腿缓缓向腹部靠近，保持2～3秒钟。深吸气，左腿缓缓回到起始体位，换右腿重复相同动作，交替做5～8次。本法适合新妈妈自产后第3天起做。

（3）俯卧在床上，双腿并拢，在腹部下方垫一个枕头。将小腿向后屈曲，双脚跟尽量靠近臀部，然后再回到起始体位，重复10～20次。本法适合新妈妈自产后第11天起做。

（4）侧躺在床上（先左后右），双腿并拢伸直，先将右腿向斜上方展开并上抬，保持2秒钟，还原至起始体位，换左腿重复相同动作，每腿重复20～30次。本法既可交替进行，也可一侧做完后换另一腿，适合新妈妈自产后60天起做。

以上练习，部宫产新妈妈视自身情况决定开始练习时间。

✿ 避免产后乳房下垂

分娩意味着新生命的诞生，但对于乳房来说就如同失去生命力一般，这是由于产后新妈妈体内雌激素分泌失衡，从而导致乳房萎缩下垂，再加上不正确哺乳等原因，就会让乳房失去往日的光彩。其实，产后不是乳房的"低潮期"，恰恰相反，这一阶段是健美乳房的绝佳时机，新妈妈们只要采用得到的方法，不仅可以让乳房恢复原貌，甚至有可能变得更加坚挺动人。

1. 选择正确的文胸

新妈妈在哺乳期，乳房的尺寸和重量都会相应增加，因此在选择文胸时最好使用专用的哺乳文胸。哺乳文胸要选择全罩杯的，以便将乳房都包住，避免挤出副乳。文胸的肩带和罩杯下方的底边要宽一些，且松紧适当，以发挥最佳的提托效果。此外，选择专用的文胸，还可以减少乳房在运动时的摆动幅度，防止变形。

2. 正确哺乳

（1）让宝宝交替吸吮两侧乳房，即一侧吸空后再吸另一侧，如果宝宝只吃一侧就饱了，新妈妈要用吸奶器将另一侧乳房吸空，这样可以使每一侧乳房都得到均匀哺乳，在宝宝断奶后不会变得大小不一，并能保持丰满。

（2）哺乳时尽量避免宝宝过度牵拉乳头，以免引起乳房变形。

（3）给宝宝断奶的时间最好不超过一周岁，超过这一时间，本身乳腺分泌量减少，且乳汁的营养价值也降低，会影响宝宝的正常发育。

3. 清洁乳房

在淋浴的时候，新妈妈可用喷头对乳房进行冷热刺激。冷热水的交替冲洗，可以促进乳房血液循环，使乳房的血管和纤维组织保持良好的弹性，从而提高了局部皮肤的张力。当然，这里提的冷水并不是指温度很低的水，而是相对于热水而言温度较低，且完全在新妈妈承受范围内的水；冲洗时可从下向上喷洒水流，并在乳房周围画圈。

4. 健胸运动

（1）新妈妈自然站立，双臂屈曲，肘部抬到胸前，双前臂并拢，掌心相对。双手向两侧用力打开，以肩胛骨向后张开至极限为度，使胸部有牵拉感。保持2秒钟，手臂慢慢回到胸前位置，重复相同动作10～15次。接着，将手肘向上抬起，同样保持胸部及周围紧张，保持2秒钟回到原位，重复10～15次。本法适合新妈妈自产后3天起做。

（2）新妈妈坐在椅子上，双手撑在体侧，上体向后倾，将重心放在双臂上，同时双腿伸直，收紧臀部肌肉。挺胸抬头，向前提髋，身体尽量呈一条直线，保持5秒钟后还原，重复5～10次。本法适合新妈妈自产后第5天起做。

（3）新妈妈双手各持一个装满水的瓶子（330毫升左右），跪在垫子上，双手着地。右臂向左侧抬起、屈曲，尽量使胸部、肩膀肌肉有绷紧感，保持1秒钟，慢慢将右臂放回原位，换左臂重复相同动作，交替进行10～20次。本法适合新妈妈自产后第10天起做。

以上练习，剖宫产新妈妈视自身情况决定开始练习时间。

5. 产后按摩

新妈妈坐在椅子上，将一手的示（食）指、中指和环（无名）指并拢，放在对侧乳房上，将乳头作为中点，顺时针沿着乳房外缘进行推揉，每侧推揉10圈左右。本法适合新妈妈自产后24小时起做。新妈妈在按摩时要适当减轻力度，按摩时间控制在2～3分钟。

❂ 打造手臂优美线条

女性手臂肥胖有两个关键期，一个是青春期，另一个就是妊娠期、哺乳期。特别是后者，简直可以被称为手臂"发福"的危险期，主要原因是女性在怀孕及生产后，体内激素不稳定，从而引发内分泌失调问题，导致脂肪、水液代谢紊乱。而手臂一向是运动的"死角"，无法及时将代谢废物"赶走"，长久以往堆积在手臂上，就会形成令人尴尬的"蝴蝶袖"。想要与"蝴蝶袖"说再见，就要在进行全身性训练的同时，结合手臂进行训练，在促进全身代谢的同时减少手臂脂肪、体液的堆积，这样就能让新妈妈的手臂减肥达到事半功倍的效果。

1. 保证局部温暖，少戴配饰

（1）人的上肢特别是手属于末梢神经，血流量较少，在寒冷季节为了减少热量散发，手臂就会形成厚厚的脂肪层。为了减缓手臂的"储脂"速度，新妈妈一定要注意手臂温暖。除了冬季穿着厚薄合适的衣服外，在其他季节也要注意防寒防冷，特别是睡觉时一定要避免将手臂露在外边。

（2）手镯、戒指等配饰，固然美观，但是长时间佩戴会严重影响血液的正常循环，影响体内代谢物的排出，同时还会影响脾胃、肝脏等器官的运作，加重代谢物堆积。

2. 毛巾擦拭手臂

将毛巾用凉水浸透，拧干后叠成小块，从一手腕外侧向上擦至肘部，时间为1分钟，再从肘部向上擦至肩峰，时间为1分钟。用相同手法将全臂都擦拭一遍，然后再反方向擦拭一遍。

3. 走路时要摆臂

很多女性在走路时习惯夹着手臂走路，其实，如果走路的同时能前后大幅度摆臂，可以对手臂起到锻炼的作用。或许有的新妈妈会说，我带着包没法摆臂。其实，无论是提包还是挎包，在不妨碍他人的情况下可以将包作为"小型锻炼器具"使用，包具有一定重量，可加强手臂摆动的阻力，从而令臂部肌肉得到锻炼。不过，新妈妈们在"抡包"时一定要注意安全，如果包包比较重或者路比较狭窄还是不要"锻炼"了，以免损害关节或影响安全出行。

4. 产后体操

（1）新妈妈双脚分开，与肩同宽，双臂向两侧抬起、伸直，手掌朝外。以肩关节为轴心，双臂同时向前、向后画圈各15～30次。双臂落下，调整呼吸，重复相同动作3次。放松手臂肌肉，然后双手握拳，抱肘于胸前，肩膀尽量向后打开，头颈向后仰，感觉手臂肌肉处于紧张状态，保持3秒钟，回到起始体位，重复5～10次。本法适合新妈妈自产后第3天起做。

（2）新妈妈坐在椅子上（最好是无背的），大小腿之间成垂直角度，双脚外侧各放一个装满水的矿泉水瓶（330毫升左右）。新妈妈背部保持平直，上身前倾至胸部靠近大腿，同时拿起矿泉水瓶，将其举到与膝盖同高的位置，再慢慢放回地面，如此重复15次左右。本法适合新妈妈自产后第20天起做。

（3）新妈妈跪在床上，左手撑体，右臂向斜上方伸直，右手指着天花板。目视右手手指，将右手向身体左侧拉动，尽力拉伸手臂、腰部肌肉，保持3～5秒钟。换右手撑体，左手重复相同动作，双手交替5次。本法适合新妈妈自产后第24天起做。

以上练习，剖宫产新妈妈视自身情况决定开始练习时间。

5. 产后按摩

新妈妈站立，抬起左臂，右手五指张开，分段按揉左臂各部位，持续时间为3～5分钟。接着，左臂弯曲，右手握住肘关节，稍用力向上按揉至腋下。换另一侧重复相同的按摩。左手叉腰，右手握空拳，反复敲打左臂前侧、外侧，时间为2～3分钟，换另一侧重复相同动作。

⚙ 让臀部恢复"翘"、"弹"

臀部肥胖也是生育给新妈妈留下的"纪念品"，但这个纪念品不要也罢：丰满的臀部固然性感，但如果过于肥胖，还可能引发下垂，只会令身材变得更突兀。如何才能提升臀峰，让臀部重新变得挺翘迷人？这对新妈妈来说其实是很容易就能达到的。

1. 注意坐姿

不良坐姿，比如窝在软软的沙发里或只坐在椅子的前1/3处等，都会引起臀部变形。前者由于将压力都集中在脊椎尾端，使血液循环不良，氧气供给不足，臀部肌肉就会变得疲倦松懈；后者则会造成臀部脂肪分布不均匀。因此，新妈妈一定要留意自己的坐姿，尽量坐满椅子或沙发的2/3处，将力量均匀分摊给两侧臀部和大腿，同时脊背挺直。

2. 避免久站或久坐

久站或久坐均会影响臀部的气血运行，造成臀部供养不足，新陈代谢缓慢，还容易令双腿产生静脉曲张。所以，新妈妈在坐或站一段时间后，一定要起来活动一下，哪怕只是踢踢腿，扭扭腰，也会让臀部放松下来。

3. 适当选择束腹裤和提臀裤

束腹裤和提臀裤是新妈妈恢复翘臀的"工具"，二者的侧重点不同。束腹裤兼具束腹和提臀的双重功能，而提臀裤的功能就是提高、缩紧臀部赘肉，新妈妈可根据需求来选择，不过束腹裤和提臀裤每天穿着不宜超过5～8小时，且剖宫产女性在伤口愈合前不宜使用。

4. 产后提臀操

（1）新妈妈俯卧在床上，双腿伸直，双臂向前伸直，掌心向下。先慢慢抬起右臂和左腿至最高调，头部微抬，目视斜下方，保持3～5秒钟，后回到起始体位，换另一侧重复相同动作，交替进行10～20次。本法适合新妈妈自产后5天起做。

（2）新妈妈站在椅子一侧，一手扶椅背，另一手叉腰，双脚略微分开，脚跟离地。上身保持挺直，慢慢屈膝下蹲，至大腿与地面平行，稍停片刻，再慢慢起身，重复10～20次。本法适合新妈妈自产后第7天起做。

（3）新妈妈站立，手臂放在身体两侧。先将膝盖略微屈曲，做下蹲动作，同时双手握拳抬至锁骨位置，尽量塌腰、翘臀，保持10秒钟，后回到起始体位，重复相同动作10～20次。本法适合新妈妈自产后第7天起做。

（4）新妈妈双脚分立，与髋同宽，双脚一前一后错开，双手扶在髋上，挺胸收腹。保持这一姿势，上身略向前倾，右脚同时向前伸，臀部后坐，重心尽量放在臀部上。将臀部肌肉收紧，保持5秒钟。后回到起始体位，双脚平行，再将上身向前倾，右脚向侧面滑动，臀部与之对抗。收紧臀部肌肉，保持5秒钟，回到起始体位，重复10～20次，换左脚重复相同动作。本法适合新妈妈自产后第10天起做。

以上练习，剖宫产新妈妈视自身情况决定开始练习时间。

⚙ 产后全身性塑身

1. 训练注意事项

全身性塑身训练比较适合产后两个月的新妈妈，经过前一阶段的调养，新妈妈的身体状况比前期要好很多，此时可在维持局部训练的同时，配合全身性训练，这会大大提升产后塑身效果。为了保证新妈妈的身体健康和安全，在进行全身性训练时先来了解一些注意事项。

（1）运动方式以比较舒缓的走路、做健身操、游泳等项目及较轻松的力量训练为宜，避免器械、快节奏跳操等运动量较大的项目。对于处在恢复期的新妈妈来说，后者会令原本虚弱的身体更不堪重负。

（2）局部训练动作较容易，运动量较少，正常情况下可每天做1～2次，而全身性训练以及力量训练涉及的范围较大，运动量相对增加，可在医生指导下操作，不可擅自增加训练强度，尤其是力量训练，每周训练时间不要超过20分钟，可根据身体情况每两周增加5分钟。

（3）新妈妈最好在运动前给宝宝喂奶，身体在运动后会产生大量乳酸和热量，影响乳汁质量。如果条件不允许，那么一定要等到运动后3～4个小时才能喂奶。

（4）新妈妈运动前要排空膀胱，做5～10分钟的热身。运动过程中要适当补充水分，一般每15～20分钟可补充100毫升水。

（5）运动后做放松动作，以尽快缓解身体疲劳。

了解了注意事项后，新妈妈就可以开始进行全身训练了。

2. 全身训练项目

（1）快走

方法：挺胸抬头，目视前方；手握空拳，手臂放松，臂肘弯曲成90°，自然放在腰部与胸下侧之间。行走时，上身向前倾5°；运用臀部带动双脚迈步，落脚时按照脚跟、脚外侧、小脚趾、大拇趾的顺序着地。同时，手臂随着迈步的节奏前后摆动。

提示：

① 新妈妈一开始步子不要迈得太大，以免令下背部过于劳累。

② 当新妈妈熟悉了快走后，可适当增加上肢的动作，如扩胸、双臂直上举（或斜举）等。

③ 一般人快走的频率为每分钟120步左右，新妈妈应根据自身情况相应减少步数。

④ 为了保证体力，新妈妈不妨采用慢走、快走交替的方式，如先慢走2分钟，然后快走3分钟，再慢走1分钟。

（2）游泳

方法：游泳的姿势有很多种，塑身效果较好，且比较适合新妈妈的是蝶泳、仰泳、蛙泳和自由泳，这3种游泳姿势使四肢、腹部、臀部等得到充分锻炼，对产后恢复非常有益。

除了游泳外，新妈妈也可以在水中做一些运动。水的阻力比较大，可以令大脑反射性地调动更多的肌肉群，促使全身的肌肉都得到锻炼。同时，水的浮力还能起到保护作用——减少体重对新妈妈四肢关节、腰部的负担。这里就为新妈妈介绍一套水中运动操。

步骤一：新妈妈抓住泳池边，单脚轻轻向上跳，高度以可将手臂伸直为宜。下落时尽量放低身体，并使手臂屈曲至90°，在脚底未接触到池底时，换另一只脚向上跳，交替10～20次。

步骤二：新妈妈尽可能将双脚打开，脚尖冲外，使肩膀在水中。手臂屈曲，双掌相对，与胸部保持一定距离。保持这一姿势，双肘慢慢向两侧打开，同时手掌向前推。手臂伸直后再回到刚才的姿势，一推一回为一次，重复20次。

步骤三：新妈妈双腿并拢站立，一手扶住泳池边缘。左腿屈曲，尽量用脚跟碰触臀部，双脚交替做20次。

步骤四：新妈妈背靠着泳池壁，双手向后伸并勾住池边，左腿向前伸，并尽量抬高，保持这个姿势，左腿向左右两侧各摆动数次。还原，换右腿重复相同动作。双腿交替做5～10次。

步骤五：新妈妈站在浅水区，双腿分立，略比肩宽。下蹲至肩膀没入水中，手臂向两侧打开，双脚同时发力向上跳跃，跳跃时手臂收回至体侧，同时收紧臀部肌肉，在跳跃至最高点时双腿并拢，落回池底时四肢恢复起始体位，重复20次。注意不要滑倒！

步骤六：新妈妈双手勾住泳池边，身体浮在水面上，双腿慢慢伸直，接着双腿同时屈曲，膝盖尽量靠近胸前，然后再伸直。重复相同动作15～20次。

步骤七：新妈妈背靠着泳池壁，双手侧展抓住泳池边，将双腿抬高并伸直，与池底保持平行。双腿尽最大限度地做上下、左右交叉、分合的动作。

提示：

① 泳池的水质一定要经过严格消毒，且温度最好在28～35℃。

② 游泳前要经过充分热身，并且在游泳过程中要注意定时休息，如连续游3分钟就上岸休息1～2分钟，并补充水分或适当进食，以使身体恢复部分热量。随着身体功能的恢复，每次连续游泳时间可延长至10～30分钟，总时间可在1～3个小时。

③ 新妈妈要随时调整呼吸，避免长时间憋气，并且要主动换气，即划水一次，就抬头充分吸气，在水里将空气缓缓吐净。

④ 新妈妈游泳后一定要解小手，可预防尿道感染，并用温水淋浴。

产后食补计划

❖ 产妇特别需要的营养有哪些

食物中的营养元素有很多，它们组成了一个又一个大家族，如维生素家族、无机盐家族等，在这些家族中的每一位成员对人体来说都是非常重要的。不过，由于新妈妈经历了怀孕、分娩、哺乳等一系列过程，对其中某些营养元素的需求就格外强烈。这些营养元素都有哪些呢？

1. 蛋白质

新妈妈长期缺乏蛋白质，会造成机体免疫力下降，易患疾病；肌肉变得松弛无力，分娩时造成的损伤也会延迟愈合；乳汁分泌受到很大影响，乳汁的质量也会下降。因此，新妈妈每天应摄取充足蛋白质，正常情况下成年人每日摄取蛋白质量为1.2克/千克，新妈妈每日泌乳会消耗14克左右的蛋白质，为保证"收支平衡"，每日在原基础上额外补充20克。补充的蛋白质其中一部分应为优质蛋白，如鱼、肉、禽、奶、蛋、大豆等，每日可从中选取2～3种食物搭配食用。

2. 钙

据统计，每100毫克母乳中含钙34毫克，如果新妈妈每日泌乳量为1000～1500毫升，就意味着自身耗损500毫克左右的钙。如果这些消耗的钙得不到及时纠正，轻者会造成肌无力、牙齿松动、腰酸背痛等，重者还会造成骨质软化变形。

故新妈妈应在国家推荐标准量的基础上适当提高每日摄钙量，我国正常人每日需钙量为800毫克左右，女性在哺乳期应提升至1200毫克，而摄入钙的主要来源是食物，如牛奶、羊奶、原味酸奶、虾皮、海带、紫菜、口蘑、银耳、核桃仁、葡萄干、花生等，此外还可适当食用富含维生素D的食物，如蛋类、肉类、肝脏等，以提高人体对钙质的吸收与利用。

3. 铁

女性在怀孕及分娩时，由于血管扩充、胎儿所需以及失血等情况，容易患上缺铁性贫血，并会损失至少200毫克的铁，同时由于哺乳的需要又会损失一些铁元素。这些情况无疑提高了患贫血症的概率或加重原有的贫血症状，对产后恢复极为不利。铁是构成血液中血红蛋白的主要成分，因此产后补充铁是非常重要的。

哺乳期女性膳食铁的适宜摄入量为每日25毫克，含铁丰富的食物有很多，如海带、木耳、紫菜、香菇、南瓜、土豆、豌豆、樱桃、大枣、蛋类、动物肝脏、大豆等。需注意的是，菠菜、苋菜、浓茶、咖啡、牛奶等会妨碍铁的吸收，最好不要同时食用，或将菠菜、苋菜等焯烫后再同食。

温馨提示

除了铁外，铜、锌、叶酸、维生素B_{12}等也是造血"原料"，新妈妈补血也别忘了常吃含这些营养成分多的食物。

4. 维生素C和B族维生素

维生素C和B族维生素对于新妈妈来说也是非常重要的，但它们会通过乳腺进入乳汁，从而使母体相关维生素含量降低，为了弥补"亏空"新妈妈必须保证摄入量充足。此外，尽管维生素C和B族维生素能融入乳汁中，但转换力是非常低的，如果新妈妈摄入量不足，就无法满足宝宝的需求。我国膳食维生素C推荐摄入量哺乳期女性为每日130毫克，如有体重大、天气炎热、身体不适、体力消耗等情况，可适当增加；哺乳期女性每日摄取B族维生素量分别为：维生素 B_1 1.8毫克；维生素 B_2，前6个月1.8毫克，之后的6个月为1.7毫克；维生素 B_6 1.9毫克；维生素 B_{12} 2.8微克。

温馨提示

如果新妈妈体内缺乏某种元素比较严重，可适量服用铁剂、钙剂等，但一定要在医生指导下进行。

⚙ 依照产后进程调整饮食

产后的饮食非常重要，它不仅仅关系到新妈妈的身体能否顺利康复，更关系到宝宝的营养摄取。在经过头几天的调养后，新妈妈基本上可以恢复正常饮食了，为了保证食物中的营养真正被人体消化吸收，不应无限度的加强营养，而是要注意科学搭配，遵循清淡少油、保证热量、少食多餐、粗细（荤素）搭配、变化多样等原则。

其中，清淡少油是指采用高蛋白低脂的饮食方式，适当吃一些牛肉、鲫鱼、鳝鱼等食物，采用炖、煮、焖、煲等方式，少用煎、炸的方法。保证热量是指新妈妈不能为了防止肥胖而节食。少食多餐是指为减轻肠胃负担，保证充足摄入一日所需，准妈妈可将一日饮食量分成5～6餐。粗细（荤素）搭配、变化多样是指新妈妈的饮食应多样化，水果、蔬菜、谷物、乳类、鱼肉蛋、坚果等都不可少，而且荤素、粗细粮要搭配着吃，以便更好地利用营养。

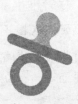

温馨提示

经过头几天的休养，新妈妈可适当提高每天热量摄入以及食物摄入量。产后每天需要热量为3000千卡左右，建议每天主食量500克，鸡蛋2～3个，豆浆或牛奶250～500克，新鲜蔬菜500克，水果300～450克，肉类或鱼类200～250克。

不过，在整个产褥期，新妈妈身体每一天都会有很大的变化，这意味着在遵循总饮食原则前提下，饮食调整还应当结合具体康复情况有所偏重。

1. 产后第一周：饮食以恢复体力为主

分娩、喂奶等会大量消耗新妈妈的体力，为了恢复体力，帮助生殖器官和身体复原，同时也为了促进乳汁分泌，新妈妈在分娩后头几天的饮食非常重要。

（1）正常分娩新妈妈饮食　由于新妈妈产后肠胃消化功能较弱，食欲尚未完全恢复，头几天的饮食以加工精细的流质、半流质食物为主，如小米粥（或米汤）、青菜肉丝汤面、豆浆、牛奶、馄饨、汤（鱼汤、排骨汤）等，食物材料除了新鲜绿叶菜、水果外，鸡蛋、瘦肉、鱼、鸡、芝麻、海带、肝类也不可少。但烹饪时应注意，食物尤其是汤类中如果有油脂，应将浮油撇净后再食用，以免增加乳汁内脂肪含量，造成宝宝腹泻。此外，在下奶前先不要喝这一类催奶汤，以免引起胀奶。一般产后3～4天，新妈妈的饮食就可以从半流质过渡到软食、固体食物了。

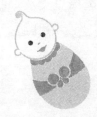

温馨提示

小米的营养优于大米，例如，同等重量的小米铁含量比大米高出近1倍，而维生素B_1和维生素B_2的含量也均比大米高，不仅可作为产后头几天调养品，在整个哺乳期也非常适合食用。不过，小米营养虽然丰富，新妈妈也不能以此为主食，以免造成营养失衡。此外，在熬小米粥或米汤时不要熬的太稀，以免使营养被"稀释"。

（2）会阴侧切（或撕裂）或做剖宫产的新妈妈饮食　在分娩时，如果会阴撕裂会侧切，先给予流质或半流质等少渣饮食，以便使粪便变得松软，避免在排便时撑破伤口，这一段时间为5～6天。

剖宫产的新妈妈对营养要求比正常分娩的女性更高，对饮食的要求也相对较严格。在手术后，为了尽快帮助因麻醉而停止蠕动的胃肠恢复正常功能，新妈妈可喝一点萝卜汤，待肠道排气后就可以开始进食了。术后第一天饮食以米粉、藕粉、鱼汤、果汁、肉汤等流质食物为主，每日进餐6～8次；术后第二天，可吃一些半流质食物，如肉末、肝泥、蛋羹、烂面、烂饭等稀、软、烂食物，每日进餐4～5次；术后第三天，可适当食用普通饮食，主食每天350～400克，牛奶每天250～500毫升，鸡蛋每天2～3个，肉类每天150～200克，蔬菜每天500～1000克，植物油每天30克。

经过产后头几天的调整，新妈妈基本上可以恢复正常饮食了，在第一周的剩余时间，饮食重点要放在体力恢复上。优质蛋白质可帮助身体恢复，增加的蛋白质食物最好有一半以上是动物性蛋白，如海鲜、奶、蛋、鱼、肉等；植物性蛋白可选择豆类及豆制品。此外，在这一阶段还应重视恶露及体内废物排出，适当食用肝脏、红糖、阿胶、赤小豆等帮助自身"排毒"。

2. 产后第二周：饮食以促进乳汁分泌、收缩子宫为主

在产后第二周，宝宝的哺乳情况渐渐稳定，且对乳汁的需求量也较上一周要多，为了满足宝宝的需求，更为了补充因哺乳而消耗的营养，在这一周新妈妈可专门吃一些食物来增加泌乳量，除了蛋白质类食物外，每天还应吃3份以上的蔬菜和2～3份水果（孕前每餐摄入的主食量为一份）。而在第二周，子宫逐渐恢复收缩功能，此时新妈妈还应补充一些含有黄酮类等成分的食物，以使子宫兴奋，促进子宫收缩。

3. 产后第三周至第四周：减少脂肪摄入，适当增加蛋白质

产后第三、四周，新妈妈的身体功能有了较好的恢复，此时正是塑身锻炼的好时机，因此在饮食方面应适当减少脂肪摄取，并补充充足的蛋白质，帮助肌肉逐渐恢复孕前状态，以利恢复产后身材。应注意的是，减少脂肪摄入应适量，以免影响泌乳量。

❂ 产后不要多吃红糖

"坐月子"时喝红糖水，这已经是一种共识了，说起来红糖的好处可真不少。

红糖含铁较丰富，并含有维生素B_2、烟酸、铜、锰、锌等营养成分，是一种补血佳品，有助于防止产后贫血。中医认为，红糖还有活血化瘀、健胃暖脾、益气补中的作用，新妈妈服用后有利于恶露排出、驱散风寒，还可预防尿潴留的发生。

不过红糖的好处固然多，但不是吃得越多越好。正常情况下，新妈妈产后十天左右恶露就逐渐减少，子宫收缩也慢慢恢复正常，此时如果继续食用具有活血功能的红糖，就会使恶露增加，造成血流不止，不利于产后子宫的恢复，甚至可能导致慢性失血性贫血的发生。此外，红糖中的糖分较高，过量食用会增加血液中葡萄糖的含量，易增加产后罹患肥胖症、糖尿病等的风险。

因此，新妈妈应当合理食用红糖，一般来说，吃红糖以7～10天为宜，每天摄入量不宜超过20克。由于红糖在加工、储藏、运输过程中容易滋生细菌，新妈妈应当将红糖水煮开后饮用，而不要只有开水冲泡。

◎ 产后不要多吃鸡蛋

鸡蛋是很好的营养品，它含有丰富的蛋白质、脂肪、卵磷脂、维生素B_2、磷、钙、铁等，其营养堪比鲍鱼。尽管如此，新妈妈不宜将鸡蛋作为主要的营养摄入品，更不能每天超量食用。

分娩后新妈妈体力消耗较大，出汗多，消化能力降低，立刻吃鸡蛋会加重胃肠负担，且不易被消化。产后3～4天起，新妈妈可以进食鸡蛋，但也要掌握好量。在整个产褥期，新妈妈每天需要蛋白质100克，每天最多吃2～3个鸡蛋就足够了，吃得再多人体摄入的营养也不会增加，反而会增加肠胃负担，严重者甚至会诱发胃病。因此，新妈妈产后每日吃鸡蛋不要超过3个，搭配其他易消化且营养丰富的食物，这样既可保证每日营养供给，又不会给消化系统添麻烦。

温馨提示

鸡蛋最好煮着吃或蒸鸡蛋糕，这两种烹饪方式能尽量保证鸡蛋营养的完整性。其中，煮鸡蛋要注意的是时间长短问题：煮的时间过短，不仅容易被沙门菌污染，还会生成有毒物质，影响蛋白质的消化吸收或令身体不适；煮的时间过长（超过10分钟），又会造成营养损失，并会妨碍人体对铁的吸收。最好的做法是：将洗净的鸡蛋放在淡盐水中浸泡一分钟，小火烧开后转文火煮8分钟。煮好后不要用冷水"激"蛋壳，以免细菌通过已被破坏的蛋壳膜进入蛋内，造成污染。

◎ "月子"里要有忌口

如今，提倡月子里应饮食多样化、营养摄取均衡，但并不意味着新妈妈对食物的选择可以无限制的，实际上在月子里甚至是整个哺乳期，某些食物对于新妈妈来说是需要忌口的。

1. 忌辛辣温燥

辛辣温燥的食物可助内热，不仅会诱发或加重痔、便秘、口舌生疮等症状，还会透过乳汁将"火气"传给宝宝，从而也加重了宝宝的内热，易引起口腔炎、流口水、大便干燥等问题。辛辣温燥的食物有辣椒、胡椒、茴香、大蒜、咖喱、韭菜等。

2. 忌生冷

新妈妈本身脾胃就比较虚弱，如果再进食生冷食物，易损伤脾胃，影响消化功能，不仅会造成腹泻，生冷之物还会令血液"滞留淤积"，诱发产后腹痛、恶露不行等疾病。此外，生冷食品未经高温消毒，极易携带细菌，新妈妈进食后易患肠胃炎。生冷食物主要是指冷饮、冷食、生鱼片等。

3. 忌油腻

摄入适量的油脂有助于补充热量、促进泌乳，但如果饮食过于油腻，不仅会令新妈妈和宝宝的消化功能受到影响，也容易使乳汁中含过量脂肪，导致乳腺管堵塞，造成乳汁淤积、乳腺不通问题，甚至提高急性乳腺炎发病概率。

4. 忌咸

摄入过多的盐，会令体内水分或血液凝固，引起水钠潴留，易诱发水肿、高血压。因此新妈妈，尤其是患有心脏病、高血压病、肾病的新妈妈要坚持低盐饮食，如果同时伴有心力衰竭、严重水肿时要彻底忌盐。除了调味料

（酱油、盐、蚝油、番茄沙司等）外，含盐较多的食物还包括罐头食品、方便面、咸菜、腌菜、各类熟食（肉类、鱼类等）。

温馨提示

除了含盐较多外，方便面、咸菜、罐头食品中还被加入了添加剂，对母婴健康均有害无益，新妈妈应避免食用。

5. 忌味精

味精一般对成人还成，但对于宝宝（特别是12周的宝宝），味精就好比"毒药"一样。味精中含有谷氨酸钠，通过乳汁进入体内后会与血液中的锌发生反应，生成无法被机体吸收的谷氨酸锌，导致宝宝缺锌，对其发育造成严重影响。

6. 忌麦乳精

麦乳精中虽然含有高糖和蛋白质，但同时也含有丰富的麦芽和少量麦芽酚，麦芽具有退奶等药用价值，历来中医都将其作为退奶用药，因此正在哺乳的新妈妈不宜饮麦乳精，以免影响乳汁分泌。除了麦乳精外，新妈妈还应避免食用含麦芽糊精的奶粉、麦芽糖等，在选择成品时一定要看清标签成分说明。

7. 忌茶、巧克力

茶和巧克力中含有咖啡因等成分，不仅会令新妈妈神经兴奋，影响正常休息，还会损伤宝宝的神经系统和心脏功能，并易引起婴儿肠痉挛、肌肉松弛、消化不良、睡眠欠佳、哭闹不停等。此外，新妈妈吃巧克力还会影响食欲，使必需营养摄入过少，糖分摄入过多，易导致或加重糖尿病、肥胖、龋齿等。含有咖啡因和高糖的食物还有可乐、蛋糕等。

8. 忌粗糙坚硬或酸性食物

在经历了怀孕、分娩、哺乳等一系列过程后，新妈妈体内钙质大量耗损，身体功能也发生了变化，牙齿、牙龈变得比较脆弱，如果吃坚硬粗糙或酸性食物，容易破坏牙釉质，并损伤牙龈。

9. 忌酒

在烹饪菜肴时，为了增加口感有时会使用酒，这一烹饪方式对于某些新妈妈来说应完全避免。自然分娩者在产后第一周不要用酒；剖宫产者在术后前两周忌用酒，以免影响伤口愈合；有炎症和恶露排净延迟者，应避免用酒烹调。

温馨提示

即使过了这一段"忌酒"时间，新妈妈在使用米酒等烹饪食物时也要注意，适当增加烹煮时间，尽量让食物中的酒精挥发掉，以免宝宝通过母乳摄入酒精，影响睡眠和健康。

○ 产后是否能吃人参和鹿茸

人参和鹿茸都是珍贵的滋补品，比如说鹿茸就具有补肾壮阳、益精养血、强筋健骨的作用，现代医学认为它能促进红细胞中血红蛋白及网状红细胞生成，对畏寒乏力、子宫虚冷、精神疲乏等有较好的改善作用。再比如说人参，也是一味名贵的滋补中药，有较强的补气、安神功效，可用于产后体虚调养，提高抵抗力。

这两味中药的滋补效果如此之好，但是并不适合新妈妈产后服用。先来说说鹿茸，鹿茸为补阳之品，而新妈妈产后会出现阴血亏虚，即阴血不足而阳气偏盛，如果此时服用鹿茸，会令阳气更旺，阴血更亏损，容易引发因血流不畅而致的阴道不规则出血，因此新妈妈不宜服用鹿茸。

人参虽然不是补阳之品，但是它含有人参皂苷，会对人体中枢神经产生兴奋作用，新妈妈服用后容易出现失眠、烦躁、心神不宁等症状，无法好好休息，对产后恢复造成较大的影响。此外，服用人参后，血液循环加快，如果新妈妈体内的血管未完全愈合，就可能造成出血过多、血流不止，甚至是大出血。不过，新妈妈也并不是不能服用人参，一般在产后3周以后，此时大多数人的伤口已经愈合，恶露已尽，服用人参后不会引起出血问题。但一次不要服用过多（3克左右），以免引起新妈妈上火或宝宝食热。

❂ 怎么吃能让乳汁更充沛

让宝宝吃到最营养的食物是每一位妈妈的愿望，母乳就是宝宝在哺乳期的营养摄取最佳来源。可是由于种种原因，有的新妈妈的乳汁并没有那么充沛，难道宝宝就只能与母乳无缘了吗？新妈妈们不要过于担心，引起奶水不足的原因很多，除去疾病因素外，绝大多数"不足"都可以得到纠正，这就需要新妈妈在日常饮食的基础上，对饮食做一下调节。

1. 补充营养

新妈妈哺乳，所需热能和营养素比正常人高，所以每日摄取的营养物质的浓度也要相应提高。

（1）增加热量摄入 新妈妈的膳食中首先要保证有充足的热量，然后才能谈泌乳量。体内热量不足，乳汁分泌自然没有动力。因此，新妈妈要多吃一些含糖类丰富的食物，如蜂蜜、粗粮、面粉、水果等。此外，脂肪在氧化时也会释放出较多的热量，新妈妈可适当吃一些含不饱和脂肪酸的食物，如鱼、牛肉、坚果等。

（2）补充蛋白质　蛋白质有催乳功效，并能提升乳汁的营养价值，新妈妈可多吃一些豆类、鱼肉类、水产品等含优质蛋白质的食物。

（3）保证维生素供给　维生素A、B族维生素、维生素C等能维持新妈妈身体健康和促进乳汁分泌，并能顺利通过乳腺，保证乳汁营养成分稳定。

温馨提示

① 钙的摄入虽然和母乳分泌无关，但长期保证体内钙质充足，可保证母体血清钙浓度稳定，进而提高母乳中钙质含量。

② 待泌乳量稳定后，就要减少高脂肪的食物，以防肥胖。

2. 多喝汤

很多食物具有催乳功效，不过新妈妈脾胃较虚弱，无法保证食用量，将这些食物煮汤，可以使一部分营养溶于汤中，更容易被新妈妈吸收。但是，产后什么时候喝催乳汤是有讲究的。喝得过早，乳汁分泌过多，宝宝吃不了那么多，容易造成乳汁淤积，堵塞乳腺管而引起乳房胀痛；吃得过晚，乳汁分泌过慢或过少，容易增加新妈妈的心理负担，使泌乳量进一步减少，形成恶性循环。

所以，新妈妈喝催乳汤一定要掌握好时间，一般在产后四天左右，乳腺就开始分泌真正的乳汁，那么在第三天时喝催乳汤是比较适宜的。新妈妈可根据初乳分泌量，对催乳汤饮用量随时进行调整，以免摄入过多不必要的热量。当然，如果新妈妈体质较好，初乳分泌量较大，也可适当推迟喝催乳汤的时间，或减少饮汤量。

温馨提示

催乳汤虽然有营养，但大部分营养仍然存留于食材当中，新妈妈在喝汤的同时，别忘了吃汤中的食材。喝催乳汤时，如果汤表面浮油较多，一定要将浮油撇净后再喝，以减少不必要的脂肪摄入。此外，骨头汤、猪蹄汤、鸡汤等要轮换吃，在催乳的同时以保证营养均衡。

催乳汤的食材有很多，像鲫鱼、猪蹄、黄豆、丝瓜、黑芝麻、黑鱼、鸡等，都是催乳效果较好的食材。除了食材外，在医生指导下也可以添加一些通络下乳的中药，可根据自己体质进行选择。如果泌乳不足是气虚引起的，可在汤中加入党参、茯苓、黄芪、白术等；如果是血虚引起的，可在汤中添熟地黄、白芍、当归、何首乌等；如果泌乳不足与情绪有关，可在汤中添加郁金、青皮、橘皮络、柴胡等。

温馨提示

使用鸡做催乳汤的材料，最好选择公鸡。母鸡的卵巢和蛋衣中含有一定雌激素，会减弱催乳素的作用，不但不能增加乳汁，反而会导致乳汁不足，甚至退奶。因此，新妈妈在开始喝催乳汤时宜选择公鸡，公鸡睾丸中的雄激素能减少母体血液中雌激素含量，有利于发挥催乳素的作用。不过，新妈妈并非完全不能吃母鸡，可在产后10天左右，乳汁分泌较充足，分泌量稳定后再食用母鸡。如果新妈妈乳房发胀而无奶，切勿吃公鸡下奶，以免引起乳腺炎。

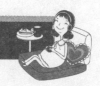

产后食谱推荐

⚙ 催乳食谱

香菇大枣鸡汤

🥕 **材料** 公鸡（净鸡）1只，大枣5个，枸杞子数粒，龙眼肉3～5个，葱白2段，生姜数片，盐、香菇各适量。

🐟 **做法**

① 材料洗净，公鸡斩块，放入冷水中煮沸，撇去浮沫。

② 将葱白段、生姜片、香菇、大枣、枸杞子、龙眼肉放入锅中，大火煮沸后转文火煲1个小时，出锅前加入适量盐。

❀ **催乳功效** 公鸡含有的雄激素有对抗雌激素的作用，可令乳汁增多，且公鸡脂肪含量相对较少，新妈妈食用后不用担心会发胖；龙眼肉、大枣、枸杞子等具有养血安神的作用，而且富含蛋白质、葡萄糖、钙、维生素C、铁等成分，非常适合产后身体偏虚、阳气不足的新妈妈催乳食用。

鲫鱼豆腐汤

🥕 **材料** 鲫鱼1条，豆腐1块，葱花、姜片、黄酒、盐、植物油各适量。

🐟 **做法**

① 材料洗净，鲫鱼处理干净，抹上黄酒、盐，静置10分钟。

② 豆腐切5厘米左右厚片，焯烫后沥干水分备用。

③ 锅中热少许植物油，爆香姜片，放入鲫鱼两面煎黄，加入适量水，小火煮沸30分钟。

④ 放入豆腐片，续煮至汤汁乳白，鱼、豆腐熟，出锅前撒入盐和葱花。

❀ (催乳功效) 鲫鱼有温中补虚、健脾下乳之功效，并含有丰富的蛋白质、钙、磷等成分，配以豆腐食用，对产后乳汁分泌及康复有很好地促进作用。

花生黄豆猪蹄汤

🥕 (材料) 黄豆50克，花生60克，猪蹄2只，盐、大葱、生姜各适量。

🐟 (做法)

① 材料洗净，猪蹄斩小块，生姜切片，大葱切段，黄豆、花生提前泡6～8小时。

② 猪蹄块焯烫后撇去浮沫，加入黄豆、花生、葱段、生姜片，需加足量清水，大火煮沸后，转小火炖煮2个小时，出锅前调入盐。

❀ (催乳功效) 花生适用于产后催乳，同时含有脂肪、钙、铁、多种氨基酸等，并且极易被人体吸收，常吃有滋养强壮的作用；猪蹄具有生乳、补气、补血功效，与黄豆、花生合用，催乳效果更强。

黑芝麻粥

🥕 (材料) 黑芝麻20克，大米适量。

🐟 (做法)

① 材料洗净，黑芝麻碾碎，大米用冷水浸泡20分钟。

② 将黑芝麻、大米放入锅中，加水适量煮成粥即成。

❀ (催乳功效) 黑芝麻有补肝肾、益精血的功效，并含有丰富的脂肪、蛋白质、糖类、维生素A、维生素E、钙、铁等，新妈妈奶水不足的，常吃黑芝麻粥大有裨益。

丝瓜络鲤鱼汤

🥕 (材料) 鲤鱼1条，丝瓜络100克，盐、葱段、生姜各适量。

🐟 (做法)

① 材料洗净，鲤鱼放入锅中，加水适量，大火煮沸后转小火煮至鱼肉将熟烂。

② 放入葱段、生姜、丝瓜络、盐续煮10分钟即成。

❋ (催乳功效) 丝瓜络有通行经络的功效，可改善因气血阻滞、经络不通造成的乳汁分泌不足。鲤鱼有滋补通乳功效，且富含蛋白质、B族维生素、铁、钙、多种氨基酸，与丝瓜络合用催乳功效更明显。特别适合乳汁分泌不畅、乳房有包块的新妈妈食用。

⚙ 排恶露食谱

鸡蛋阿胶羹

🥕 (材料) 鸡蛋3个，阿胶30克，黄酒100克，盐少许。

🐟 (做法)

① 阿胶打碎后放入锅中，加少量清水浸泡后，再加入黄酒，小火炖煮至阿胶融化。

② 将鸡蛋打入碗中搅拌均匀，慢慢倒入融化的阿胶中，加入少许盐，搅拌均匀后续煮片刻即可。

❋ (排恶露功效) 阿胶具有补血、止血的功效，与鸡蛋合用，适用于产后"阴血不足、血虚生热、热迫溢血"所致的恶露不净。

山楂红糖饮

🥕 (材料) 新鲜山楂、红糖各30克。

🐟 (做法)

① 新鲜山楂洗净，去核后切成薄片，放入锅中加水煎煮。

② 旺火煎至山楂肉熟烂，调入红糖，续煮3～5分钟即成。

❋ (排恶露功效) 山楂有散瘀血的功效，并含有黄酮类成分，可促进子宫收缩，加快子宫复旧，再加上红糖能补血益血，服用后有利于恶露排出、排净。

豆腐酒酿汤

🥕 **材料** 豆腐250克，酒酿、红糖各50克。

🐟 **做法** 豆腐切小块，焯烫后捞出。另起锅，倒入适量清水煮沸，放入豆腐块、酒酿和红糖，文火煮15～20分钟即成。

✳ **排恶露功效** 酒酿有活血化瘀、滋阴养肾作用，与豆腐、红糖合用，可改善产后恶露不净。

藕汁饮

🥕 **材料** 新鲜藕1节，白糖20克。

🐟 **做法** 新鲜藕洗净切块，用榨汁机榨取藕汁，可兑入适量白开水，饮用前调入白糖。

✳ **排恶露功效** 藕有凉血清热、止血活血的作用，对于内热所致恶露不净有较好的改善作用。

芪归炖鸡汤

🥕 **材料** 净鸡1只（约300克），当归10克，黄芪50克，盐、胡椒粉各适量。

🐟 **做法**

①材料洗净，黄芪去粗皮，将净鸡放入锅中，加水适量（没过鸡身）。

②大火煮沸后撇去浮沫，加入黄芪、当归，转小火炖至鸡肉熟烂，调入盐、胡椒粉，续炖2分钟。

✳ **排恶露功效** 当归有活血止血的作用，与鸡肉、黄芪合用还能增强补气效果，有利于产后子宫复旧及恶露排出。

☻ 补钙食谱

牛奶菜花

🥕 **材料**　菜花500克，蘑菇25克，牛奶、素高汤各100毫升，盐、水淀粉各适量。

🥢 **做法**

① 材料洗净，菜花掰小朵，焯烫后捞出沥干水分。

② 锅中倒入素高汤，煮沸后放入蘑菇、菜花朵，调入盐、牛奶，转小火焖煮至汤汁将收干，出锅前水淀粉勾芡。

❀ **补钙功效**　牛奶除含有优质蛋白质外，还含有钙、铁、B族维生素等多种营养成分，同时还含有维生素D_3，可促进机体吸收、利用钙，对新妈妈和母乳喂养的新生儿预防缺钙大有裨益。

黄豆芽排骨汤

🥕 **材料**　小肋排500克，黄豆芽250克，盐适量。

🥢 **做法**

① 小肋排洗净后放入冷水中，煮至血沫浮起，撇净血沫。

② 另起锅，焯烫黄豆芽。将黄豆芽、小肋排、排骨汤倒入沙锅中，可添加适量清水。

③ 大火煮沸后转小火煲80分钟左右，出锅前10分钟调入盐。

❀ **补钙功效**　排骨除了含蛋白质、脂肪外，还富含磷酸钙、骨胶原，可为新妈妈提供丰富的钙。黄豆的钙质也很丰富，不过豆类容易引起胀气，为避免新妈妈产生不适，可用黄豆芽替换。

多味奶酪条

🥕 **材料**　奶酪2片，黑胡椒粉、海苔香松、熟白芝麻各适量。

🥢 **做法**

① 在奶酪上撒适量黑胡椒粉、海苔香松，切成四条。

② 用锡纸将专用盘包好，码好奶酪条，放入微波炉中低火或中火打1～2分钟。

③ 取出后趁热撒熟白芝麻，晾凉食用。

✿ **补钙功效** 奶酪是乳制品中含钙量最高的，而且钙、磷比例接近最容易被人体吸收的2：1，最适合身体虚弱、吸收功能不好，有缺钙的新妈妈食用。

豆腐炖鱼

🥕 **材料** 草鱼1条，豆腐300克，枸杞子、大葱、生姜、盐、料酒、白糖、植物油、胡椒粉各适量。

🐟 **做法**

① 材料洗净，草鱼切段、片肉，大葱切段，生姜切片，豆腐切片后焯烫。

② 锅中热少许植物油，放入鱼头、鱼肉和鱼骨，两面稍煎，倒入适量清水大火煮沸。

③ 烹入料酒，放入葱段、生姜片、豆腐片，转文火炖15分钟，调入盐、白糖、胡椒粉，放入枸杞子，续炖5～10分钟。

✿ **补钙功效** 豆腐的含钙量较高，而草鱼含有维生素D，二者搭配食用可提高新妈妈对钙的吸收利用，同时也有利于产后身体补养。

雪里红瘦肉汤

🥕 **材料** 雪里红200克，瘦猪肉150克，豆腐200克，虾皮、香菇、生姜、盐、香油、料酒各适量。

🐟 **做法**

① 将雪里红的盐分尽量洗净，切小段。豆腐切块后焯烫，香菇切片，生姜切片，瘦猪肉切丝后用料酒抓一下。

② 锅中加水适量，煮沸后放入香菇片、瘦猪肉丝、虾皮，大火煮8分钟，然后放入豆腐块、雪里红段、生姜片，转文火煮5分钟，出锅前调入盐、香油。

✿ **补钙功效** 雪里红钙质丰富，每100克中含钙量可达230毫克，而镁和钾的含量也较高，可减少新妈妈因生产、哺乳等原因造成的钙质流失。此外，雪里红中还含有维生素K，可帮助钙沉积，有助于新妈妈更好吸收。

⚙ 收缩子宫食谱

麻油猪腰

🥕 **材料** 猪腰适量（按新妈妈体重计算，每10千克取60克），老姜适量（按新妈妈体重计算，每10千克取6克），黑芝麻油适量（按新妈妈体重计算，每10千克取6毫升），米酒适量（按新妈妈体重计算，每10千克取60毫升）。

🐟 **做法**

① 猪腰去筋，对切后浸泡在水中，定时换水，直到水无异味。

② 在猪腰表面轻划斜纹，然后切块。老姜切片。

③ 锅中热适量黑芝麻油，放入姜片煎至两面呈浅褐色，盛出。

④ 放入猪腰块大火快炒至变色，倒入米酒，中火煮沸后捞出猪腰块。

⑤ 继续煮米酒，至完全没有酒味后，放入猪腰块续炖至内部无血丝即成。

✳ **功效** 猪腰、黑芝麻油、老姜、米酒合用，能够促进新妈妈新陈代谢，帮助子宫收缩、复旧。

天麻当归甲鱼汤

🥕 **材料** 甲鱼600克，天麻、当归各20克，大枣40克，盐、生姜各适量。

🐟 **做法**

① 甲鱼处理干净，天麻、当归洗净后切片，大枣去核。

② 将甲鱼、天麻、当归、大枣、生姜放入炖盅内，加入适量凉开水，盖盖隔水炖4个小时，食用前调盐即成。

✳ **功效** 中医认为，甲鱼、当归等有较强的通血络、散瘀块作用，近来人们还发现当归能对子宫功能状态进行双向调节，帮助子宫复旧。

薏米大枣汤

🥕 **材料** 薏米100克,大枣12个,水4碗(中等碗)。

🐟 **做法** 材料洗净,薏米和4碗水倒入锅中,浸泡30分钟。大枣去核,放入锅中,文火煲45分钟。

❋ **功效** 中医认为薏苡仁(薏米)质滑利,而现代药理证明,薏苡仁(薏米)可兴奋子宫平滑肌,促使子宫收缩。

黄豆薏仁饭

🥕 **材料** 大米30克,薏米15克,黄豆5克,米酒3毫升。

🐟 **做法**

① 材料洗净,大米、薏米、黄豆放入加入米酒的水中浸泡1小时,水没过材料1厘米。

② 先大火煮开,后转小火煮至大米、黄豆、薏米熟即可。

❋ **功效** 黄豆与薏米搭配,可促进新陈代谢,促进子宫收缩、肠道蠕动,还能补充优质蛋白质。

红糖小米粥

🥕 **材料** 小米150克,红糖10克,大枣10个,花生少许。

🐟 **做法**

① 材料洗净,小米用清水浸泡30分钟,大枣去核切碎,花生碾碎。

② 锅中加入适量清水,煮沸后放入小米,转小火熬煮至米粒开花。

③ 放入大枣碎继续熬煮,至枣肉熟烂后加入红糖、花生碎,续煮数分钟即可。

❋ **功效** 产后喝红糖有利于子宫收缩,搭配小米、大枣、花生等,还可起到较好的滋补作用。

产后的起居及护理

❂ 营造良好的产后休养环境

产后新妈妈身体比较虚弱，伤口极易感染，再加上还要哺乳宝宝。为了能让新妈妈能充分休养，我们首先要做的是为她创造一个良好的休养环境。什么样的环境最利于新妈妈休养呢？

1. 开窗通风、保持清洁

"月子里不能开窗通风"这已经是老黄历了，不开窗会导致室内空气污浊，不仅会影响新妈妈的情绪，还容易造成病原体生长繁殖，诱发呼吸道疾病。在室内温度较高时，还容易造成新妈妈和新生儿中暑。

由此可见，居室通风非常重要，在空气质量较好的时候，每天至少通风1小时，使室内温度保持在20～25℃，新妈妈和新生儿不要待在对流风处。冬季气候干燥，除了适当通风外，还要在室内放一个加湿器或者在暖气上放一盆水，以保持室内相对湿度，缓解干燥不适。如果使用空调降温或取暖，建议空调运行1个小时左右，就应开窗通风5～10分钟。

温馨提示

通风前，新妈妈和新生宝宝最好回避，家人可趁此机会对卧室进行清扫，清理杂物，整理卧具，擦拭桌椅窗台等，最后用1：500的84消毒液喷洒地面，等待5～10分钟后开窗通风，使用84消毒液后通风时间应至少延长至20分钟。

2. 保持安静

新妈妈身体虚弱，加之哺乳、照顾宝宝，需要抓紧时间多休息；而新生儿神经功能尚未完全成熟，稍有声响就会受到惊吓，所以妈妈的卧室应当保持安静，最好挂上厚厚的窗帘，以隔绝外界的嘈杂音。

除此以外，新妈妈的卧室还可稍微装扮一下，如摆放一些新妈妈喜欢的书籍、玩偶、小摆件等，即使新妈妈不去阅读或摆弄，只要看着也会令心情愉悦。但卧室内不宜放置过多花卉，尤其是芳香类植物，以免引起新妈妈和新生儿变态（过敏）反应。

⚙ 产后如何卧床休息

卧床休息是让新妈妈尽快恢复体力、身体功能的方法之一，产前移位的子宫、脏器、膈肌都需要利用卧床休息这段时间恢复到原来位置，以便能顺利排出恶露、恢复食欲、促进排便等。

卧床休息可分为平卧、侧卧、半坐卧等，新妈妈必须保证正确的卧床方法，才能真正达到休养的目的。中医主张，分娩完毕后，新妈妈不能立刻躺在床上，而是背靠着褥子，双腿屈曲，脚踩床面，呈半坐卧姿势。如此坐卧2天后（白天）方可采用平卧或侧卧等姿势，但平卧时间每次不超过20～30分钟。在休息的同时，可继续用双手手掌从上腹按揉至脐（剖宫产除外），然后按揉脐部片刻，最后按揉小腹，时间比揉脐稍长些。如此重复10次（为一回），每日2～3回。

温馨提示

新妈妈经常仰卧，容易造成子宫后位，易导致腰膝酸痛、腰骶坠胀等不适，为保证子宫处在正常位置，新妈妈最好不要长时间平卧，而是要适当变换位置。例如，早晚可采取俯卧位各20～30分钟，可将双手垫在颈部以下，以减少对乳房的挤压。

◎ 重视产后第一次大小便

大小便对于正常人来说是再平常不过的事情，但对于新妈妈来说是非常重要的，尤其是产后第一次大小便，关系到身体在产后能否顺利恢复。

在妊娠期，在内分泌改变以及雌激素、孕激素、醛固酮的作用下，女性体内水钠会发生潴留，以便为胎儿提供稳定的生长环境。但在分娩后这种情况就会发生变化，没有了胎儿的需求，此时体内的水钠变得"多余"，如果不及时排出体外，可能会引起高血压、产后出血、膀胱感染等问题。

因此，自然分娩的新妈妈最好在产后4～8小时主动排尿，如果不习惯在床上排尿，可由陪护人员进行协助。经过协助后，大多数新妈妈是可以顺利完成第一次排尿的。如果是剖宫产的新妈妈，留置的导尿管在手术第二天补液结束后方可拔除，但拔除后3～4小时后要及时排尿。

温馨提示

协助的方法主要有四种。

① 用手按一按小腹部下方。

② 用温水袋热敷小腹。

③ 用持缓的流水声诱导排尿。

④ 用温开水洗外阴部或热水熏外阴部，诱导排尿反射。

产后第一次排便对于新妈妈来说也同样重要。如果排便不及时，就会令粪便在肠内停滞时间过长，久而久之水分被肠道吸收，造成大便秘结，容易引起肛裂、痔出血。而在此时，新妈妈腹部和盆底肌肉松弛，收缩无力，腹压减低，无法通过腹部用力来排便，这就需要新妈妈多喝水，适当多吃一些富含膳食纤维的蔬菜、水果，吃一些面条、稀粥、羹汤等，晨起及临睡前再各饮一小杯蜂蜜水，来帮助排便。如果使用这些方法后仍然无法解大便，可在医生指导下服用果导片或使用甘油栓、开塞露。

温馨提示

剖宫产新妈妈在解手、咳嗽、恶心呕吐时，为防止伤口裂开或缝线断裂，应压住伤口两侧。

⚙ 产后什么时候可以下床

关于产后是否可以下床活动，有两个观点：一是认为产后一定要卧床休息，以便能保存体力，并能防止伤口再次破裂；另一个观点是产后越快下床越好，适当活动能促进血液循环，帮助机体组织功能恢复。这两种观点都有可取之处，但都不完全正确，新妈妈在产后确实应当下床活动活动，但具体应当在什么时候下床，这需要分情况而定。

温馨提示

早期下床活动，有利于子宫恢复、恶露排出，减少感染及换产褥期各种疾病的概率；早期活动还能促进肠胃蠕动，加强胃肠道功能，有利于盆底肌恢复。

刚分娩（顺产）的新妈妈十分疲劳，应好好卧床休息，产后6～8小时可起来在床上坐一会儿。如果分娩相对比较顺利，体力恢复较好，在产后12小时就可以下床轻微活动，或坐床洗漱、上厕所、扶床行走。产后24小时，可以下床活动活动，在房间走一走，但应避免劳累。

温馨提示

　　这里指的下床活动是指在床边做轻微的活动，而不是长时间站立、做重活、久蹲或其他可能会用力的情形。在下床时要先有一个适应过程，即先在床上坐一会儿，感觉没有头晕等不适时，再在家人或陪护的搀扶和保护下下地。如果下地时感觉头晕，只需立即平躺休息一会儿即可。

　　剖宫产或做了会阴侧切的新妈妈，产后24小时内要保持绝对卧床休息，其中前8小时要绝对平卧，后可适当翻身、侧卧。产后24小时可在床上坐起来，第3～4天可起床稍事活动。活动时间不宜过长，以免过度疲劳，以后可逐渐增加。

　　产后2周时，如果新妈妈恢复情况良好，可下床做轻微的家务，还可做做胸膝卧位或保健操，但要避免繁重家务（洗衣等）和剧烈运动。产后3周起，新妈妈基本可以恢复正常生活了，但在照顾宝宝之余要学会"偷时间"休息，在医生指导下做产褥体操，以帮助身体复原。

　　关于产后坐月子期间是否可以出门，我们说不存在绝对性，产后2周后，如果新妈妈身体状况良好，且气候温和，温度适宜，此时适当出门走走，对身体恢复还是有一定好处的。但如果是大风天或者气温较低，或新妈妈身体虚弱，就不要出门了，以免风吹后受凉导致"月子病"。

○ 产后不宜多用眼

　　看电视、看书等活动，往往成了活动不方便的新妈妈消遣、休闲的主要内容。特别是职业女性，由于平日工作和家务较忙，很少有空余时间，于是在产前准备了大量的图书、视频节目等，想趁产褥期这难得的休息时间多学点东西或好好休息一下。新妈妈这种想法可以理解，不过从健康角度来看，最好还是放弃这些计划。

新妈妈分娩后，体内激素尚在调整之中，身体较虚弱，供血量不足，各器官能分配到的血液会比平时少，再加上眼睛位于头上，更容易造成缺血、缺氧，并发生屈光不正等眼病。如果眼部肌肉长期处于紧张状态，调节过度，就容易出现视疲倦、眼胀痛、胸闷、恶心、头痛、畏光等症状。同时，由于长时间采取坐位，还会对颈部、腰背肌肉的恢复造成不良影响，引起腰背疼痛。

温馨提示

过多看电视、书籍等，还可能引发以下几个问题：触动新妈妈的负面情绪，不利于产后心理健康；使新妈妈被情节吸引，影响乳汁分泌；减少新妈妈与宝宝的情感交流，对宝宝大脑发育极为不利；电视等电器会发出辐射。

因此，新妈妈应当适当减少用眼时间，使眼睛得到充分休息。每次连续用眼时间不要超过30～60分钟，用眼过程中可以闭上双眼休息一会儿，或做做眼保健操等。看电视时，电视放置高度最好略低于水平视线，眼睛与电视的距离为电视屏幕对角线的5倍；看书或做活时坐姿端正，背部不要弯曲，胸部略微挺起，书或衣物与眼睛的距离为33厘米左右。如果室内光线较暗，一定要打开灯。电视用灯以5～8瓦的壁灯或台灯为宜，且以侧射的红色灯光为宜；读书、做活时宜选择中间色（3300～5300开）的台灯，台灯不宜太亮，普通灯泡15瓦、节能灯3瓦即可；光线布局要均匀，最好不要使眼睛直接与光线接触。

温馨提示

怀孕时出现的假性近视，在产后有可能发展为真性近视；而孕前本来就有近视问题，怀孕、生产后近视的程度可能会略微加深。新妈妈最好每个月定期去医院做常规检查，一旦发现眼睛近视加深，眼镜不合用，及时配一副新眼镜。

产后正确处理恶露及其他分泌物

产后恶露的形成与子宫内膜脱落、子宫分泌的黏液也随之从体内排出有关。一般情况下，恶露会持续4～6周，有的人在3周左右即可排净。由于恶露是子宫排出的"废物"，新妈妈应当及时清理干净，以免引起阴道、子宫感染。

新妈妈可使用消毒棉，如果容易过敏可自制清洁工具，将脱脂棉剪成长5厘米的条状，煮沸5分钟后用2%的硼酸水、来苏液或1000倍的消毒皂液充分浸泡，然后将处理好的药棉放在干净的带盖容器中，随取随用即可。在处理恶露前先洗手，然后取一块药棉，按照从外阴部到肛门方向单向擦拭。单向擦拭后，如果没擦干净，应更换新的药棉重新擦拭，一块药棉不能使用两次。如果会阴处有伤口，擦拭时要避开伤口，以免造成感染。恶露处理完毕后，要换新的卫生巾，同时勤换内衣裤。

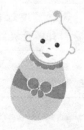

温馨提示

　　新妈妈不能用普通卫生巾，分娩后，新妈妈的外阴比较脆弱或者有伤口，而普通卫生巾的质地是合成纤维，含有多种化学成分和杂质，易产生摩擦、静电等，会对外阴伤口产生刺激、疼痛；普通卫生巾吸水性一般，容易侧漏、回流，且透气性不到位，不仅会令新妈妈有黏腻等不舒服感，还容易滋生细菌，对伤口恢复极为不利，还易引发妇科炎症。因此，新妈妈应使用专为产后设计开发的产妇专用卫生巾，购买时要特别注意标签说明是否有"产妇专用"字样。

　　通常情况下，新妈妈每日应用药棉消毒会阴2次，保持外阴清洁、干燥，并按医嘱服用子宫收缩药。

温馨提示

　　根据产后时间不同，恶露的色、量及成分也会发生变化。

时　间	恶露名称	介　绍
产后3～7天	血性恶露	量多，色鲜红，有血腥味，血液含量丰富，有时有小血块，有少量胎膜及坏死蜕膜组织
产后5～10天	浆液性恶露	量少，淡红色，含少量血液，宫颈黏液增多，有坏死蜕膜组织及阴道分泌物、细菌
产后2～4周	白色恶露	量非常少，无血液，色白或淡黄，有大量白细胞、坏死蜕膜组织、表皮细胞及细菌等

新妈妈可根据恶露特点，每天观察恶露的情况及持续时间，如果发现异常情况，如血性恶露持续2周以上，或恶露持续时间较长且为脓性，或有臭味，或伴有大量出血，表示子宫复旧不全、宫腔内感染或胎盘附着处复原不良、胎盘胎膜残留等。

除了恶露外，阴部还会分泌其他分泌物，为了保证私处清洁，新妈妈每天用温开水或1∶5000的高锰酸钾溶液清洗外阴，清洗完毕后用消毒纱布或棉球吸干水分，保持阴部干燥。

○ 产后准妈妈怎样洗澡、洗头

传统"坐月子"是不建议新妈妈洗澡、洗头的，这种观点有一定道理：新妈妈体质较弱，比正常人更容易受到风寒侵袭，容易落下各种"月子病"。但是，产后不洗澡、洗头也有较大的弊端：新妈妈皮肤排泄功能较旺盛，如果不及时清理，细菌很容易乘虚而入，引发皮肤炎症、会阴部感染、头皮发炎等。产后洗澡、洗头，不仅能保持身体、头发干净，同时还能促进皮肤血管扩张，加快血液循环，对促进产后身体恢复十分有利，还可以让新妈妈拥有良好的睡眠，保持愉悦的情绪。

为了让新妈妈能享受洗澡带来的好处，不用担心健康问题，需要新妈妈及家人能提前了解一些事项。

1. 洗澡时间

如果新妈妈会阴部无切口或伤口，夏天在产后2～3天，冬季在产后5～7天就可以淋浴了，产后六周内不宜洗盆浴。会阴部有伤口或体质较弱的新妈妈，可以改为擦浴。淋浴时，每次时间不宜过长，一般5～10分钟即可。洗头时间可定在产后7天左右。

2. 浴室、洗澡水温度

夏季浴室的温度保持常温即可，水温应接近体温，不可贪凉用凉水洗澡

或擦身。冬季浴室的温度适当调高一些，但空气一定要保持流通，水温在
35～37℃为宜。

3. 洗澡后的护理

洗澡完毕后，可用无刺激性的消毒液擦拭外阴，以降低会阴感染的可能。
擦拭完毕后，应立刻擦干身体、头发，穿上衣服，用毛巾包好头，避免身体
着凉或被风吹，然后才能出浴室。如果感到身体有点虚，可适当吃一点东西，
以补充耗损的气血，要避免洗浴前饥饿或饱食。

4. 洗头的注意事项

由于新妈妈头发比较"脆弱"，洗头水温宜保持在37℃左右，使用温和
的洗发剂，在洗头时用指腹轻揉头皮。头发冲洗干净后，要立刻用干毛巾擦
干，然后再取一块干毛巾把头发包上。待头发半干时，用木梳梳理整齐，待
完全干透后再出门或者上床睡眠。

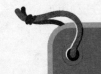

温馨提示

新妈妈产后汗多，这是正常的生理现象，医学上称之为褥汗，大
多在产后数日便可自行缓解，新妈妈只需注意清洁、补充水分即可。
如果出汗湿衣，且持续不断，伴有气短，身体疲惫；睡觉多汗，醒后
即止，心烦，口干舌燥，头晕耳鸣。这属于病理性出汗，新妈妈应及
时到医院诊治。

✿ 产后泡脚、梳头有什么好处

新妈妈经历了长达十几个小时的分娩，已经筋疲力尽了，此时需要简单
而有效的方法来缓解疲劳，泡脚和梳头就是一个不错的选择。

新妈妈每天用40℃左右的热水泡脚15～20分钟，能令神经末梢变得活跃，同时调节自主神经和内分泌功能，促进血液循环，对解除肌肉和神经疲劳、促进恶露排出等都有益处。为了提高泡脚效果，泡脚前应了解：每周两次在水中加入适量艾绒，即将艾条捻碎，用滚开的水冲泡，待水温降至40℃后再泡脚；泡脚最好使用较深、较大的木桶，以便能让双脚舒舒服服地平放在桶里；泡脚水高度最好没过小腿，如果桶不够深，至少保证水没过足内踝的三阴交穴；泡脚宜选在用餐完毕半小时后，泡脚时间不宜过长，以15～20分钟为宜，如果出现胸闷、头晕等不适，应立刻停止泡脚，并卧床休息。

梳头也能缓解疲乏，在梳头的过程中梳齿能对头皮起到按摩作用，促进局部血液循环，同时还能过滤掉头发中的部分灰尘、污垢，起到一定的清洁作用。新妈妈梳头宜选择木梳或牛角梳，在早晚各梳一次，按照从前至后的顺序梳十余遍，直到梳完全头。梳头速度不要过快，特别是头发打结时更要缓慢梳理，速度和力度以不扯痛头皮为宜。

❂ 产后必须刷好牙

牙齿健康对于新妈妈来说可是非常关键的，可是由于生理功能发生改变，新妈妈常常会面临产后牙齿松动、牙齿疼痛、牙齿酸软等问题。为了避免这些情况的发生，或改善已发生的牙齿问题，新妈妈在产后一定要做好口腔护理，早晚各刷一次牙，让牙齿得到充分清洁。

产后三天内，刷牙时最好将牙膏挤在洗净的示（食）指上，或者用干净纱布将手指缠好，再挤上牙膏，像使用牙刷一样来回上下揩拭牙齿，直到牙齿清理干净为止。接着，对内外牙龈进行按摩，这样做可以大大降低产后口腔疾病发病的概率。

过了三天，新妈妈可使用小头、软毛、刷柄长短适宜的保健牙刷，采用竖刷法，即先将牙刷放在上颌后牙上，由上至下将上颌牙的内外都刷干净（10次为宜）；以相同手法刷下颌牙，方向是由下至上。接着，由上向下刷上前牙腭面，再由下向上刷下牙前舌面。最后，以水平方向依次来回刷上下牙齿咬合面。完成这些刷牙步骤的时间不能少于3分钟。

⚙ 产妇的穿衣原则

新妈妈产后穿衣，要注重衣服的款式和质地，这么做可不是单纯为了美观，而是出于健康考虑。

1. 穿衣宜选棉质衣物

纯棉质地的衣服具有良好的保暖性、透气性和吸汗性。新妈妈产后皮肤排泄功能特别旺盛，排汗较多，如果衣服不透气、不吸汗，就会使汗水长时间停留在皮肤上，易引发皮肤炎症或受风后患感冒的概率。

2. 衣着、鞋子宽大舒适

新妈妈产后体型不会立刻恢复到孕前水平，衣服最好选择宽大款式，以帮助血液流通，透气散热，防止压迫乳房。在穿鞋方面，新妈妈宜选择舒适透气的布鞋或软底鞋，鞋子比脚宽松一些；鞋跟应有一定的高度，如果孕期买了孕妇鞋，在产后也可以继续穿。

3. 衣着厚薄适中

新妈妈抵抗力相对较弱，应根据季节变化及时增减衣物。夏季衣着不应过厚，除了内衣内裤，只穿棉布单衣、单裤、单袜即可，如果开窗通风，再披一件薄外套。冬季如果室内温度较高，可在夏季穿着上再适当增加点衣服，但要以活动时身体不出汗、没有燥热感为宜。外出时要穿棉衣或羽绒服，换上棉裤或羊绒袜、棉线袜，用围巾把头包上或戴上帽子，但不要包得太紧。

应当注意的是，由于新妈妈出汗较多，再加上恶露排泄，需要多准备一些内衣裤和贴身衣物，经常替换。替换下来的衣物要及时清洗，可在水中加些专用的洗衣消毒液消毒，或者在太阳下暴晒消毒。

◎ 产后选择什么样的寝具

产后很长一段时间，新妈妈和新生宝宝的活动场所大部分都在床上，再加上睡觉休息，就更离不开床了。正因为如此，新妈妈应该选择什么样的床以及寝具，对于产后身体恢复影响很大。

1. 不宜睡软床

女性从怀孕到分娩后3～5个月这一阶段，会分泌出松弛生殖器官各种韧带与关节的激素，因此骨盆的完整性和稳固性较差。如果睡在比较软的床上，在翻身、起床时都会遇到阻力，此时新妈妈会不自觉地下身用力，容易引起耻骨联合分立，骶髂关节错位，造成骨盆损伤。因此，新妈妈在分娩后的一段时间最好睡硬板床，如果没有硬板床，也可选择较硬的弹簧床垫。

2. 继续使用多功能孕妇枕

多功能孕妇枕不仅适合在孕期使用，分娩后也可以使用。这种枕头能满足新妈妈垫高头部、垫腰、抬腿等需求，并能帮助新妈妈完成半坐位姿势。更重要的是，这种枕头非常方便新妈妈给宝宝喂奶，不必再低头、弯腰，减轻了颈椎和腰椎的负担。

3. 被褥

在夏季，被褥不宜过厚，可选择棉、毛巾制品，以帮助新妈妈吸汗、祛暑；冬季，被褥宜选择质地松软的，这样既能起到保暖作用，又不会令新妈妈感到受压迫，影响睡眠和休息。

◎ 如何过好产后性生活

产后性生活对于新妈妈来说，不仅意味着身体基本恢复到孕前状态，更意味着生理和心理健康得到进一步改善。在新妈妈身体全面恢复的情况下，适度和谐的性生活能起到多方面好处：一是加快血液循环，改善脏腑营养状况，提高肌肉耐力，促使肌肉强健；二是促进性激素分泌，令乳房丰满、坚挺；三是改善皮肤状态，延缓人体器官特别是生殖器官衰老、萎缩；四是促进生理、心理兴奋激动的状态，使全身心放松。

不过，产后开始性生活的时间不宜过早，这是由于新妈妈身体各器官，尤其是生殖器官在妊娠、分娩过程中会出现一定变化或创伤，如果尚未恢复原状就进行性生活，无疑是"雪上加霜"。比如说，产后子宫会分泌恶露，会令子宫等生殖器官抵抗力变低，在恶露未排净前就开始性生活，容易将细菌带入阴道，引起子宫或子宫附近组织炎症，不仅会引起腹膜炎或败血症，还可能埋下各种妇科炎症的隐患。再比如说，在分娩时会阴做了侧切或会阴、阴道有裂伤，过早性生活容易引起伤口剧痛或感染，还有可能造成盆腔器官充血，进一步降低对疾病的抵抗力。因此，新妈妈想要恢复性生活，一定要做仔细的产后检查，确认恢复健康后方能开始性生活。

一般来说，顺产且恢复较好的新妈妈在产后56天左右，产钳术及有缝合术者在伤口愈合、瘢痕长好（约产后70天），剖宫产产后3个月左右，可开始性生活。如有发热、宫内感染、恶露未排净等异常情况则需将时间延迟。

即使恢复了性生活，新妈妈和新爸爸也要多加留意。此时新妈妈的阴道比较脆弱，阴道黏膜的柔润度和弹性相对较差，这就需要新爸爸的动作要轻柔，一定要做好前戏，以保证阴道湿润。第一次性生活的时间不宜过长，如果在结束后发现有阴道出血，应立即就诊。

温馨提示

　　做过会阴侧切的新妈妈，不用担心会影响以后的性生活。会阴侧切对阴道的损伤较小，愈合后瘢痕比较柔软，不会产生异物感。而且，随着产道和外生殖器损伤的完全康复，阴道皱襞逐渐出现，绝大多数女性阴道都能保持良好的弹性。

◎ 重视哺乳期避孕

性生活恢复后，新妈妈和新爸爸可以重享鱼水之欢，但在这同时也要做好避孕工作。有一个传统认识——女性在产后哺乳期是不排卵，也不来月经的。

这种说法实际上并不完全正确。产后月经恢复与哺乳有一定关系，在时间上会因人而异，不哺乳的新妈妈产后4～6周就可来月经，哺乳的新妈妈往往延迟，有的甚至在整个哺乳期都不来月经，不管是否来月经，都不会影响卵巢排卵。新妈妈产后停止排卵时间平均只有40天，完全哺乳的新妈妈大约40%的第一次排卵时间在月经恢复前，不哺乳的新妈妈大约90%在月经前开始排卵，也就是说尽管月经没有恢复，但排卵已经开始，新妈妈都有在哺乳期怀孕的可能，其中不哺乳的怀孕概率会更大。

温馨提示

做了剖宫产的新妈妈要及时采取避孕措施，以免再次受孕做人工流产。初期可用避孕套，产后3个月应放置宫内节育器。

由此可见，不能以月经是否来潮来决定是否怀孕。所以，新妈妈在孕期应重视避孕，切不可用延长哺乳的方法来避孕。避孕方法以口服避孕药最简单，但对哺乳期女性并不适用。有的口服避孕药会减少乳汁分泌，某些成分还会通过乳汁进入宝宝体内，造成不良影响。相对比较安全可靠的避孕措施是避孕套、宫内节育器、阴道隔膜等，这三种避孕方式各有优劣。

工　具	比　较
避孕套	避孕套的最佳避孕率可达97%，实际避孕率可达86%，使用起来比较方便，而且能防止细菌进入阴道，缺点是可能出现裂缝或滑落；含杀精成分的避孕套还可能刺激阴道
阴道隔膜	最佳避孕率可达94%，实际避孕率可达80%，不会产生异物感，可按个人需要放入或取出，效果可持续6个小时。缺点是需按阴道大小选配合适的型号，放入时较困难，还有可能导致膀胱感染
宫内节育器	最佳避孕率达99%，实际避孕率达98.7%，可起到方便、长期避孕作用，不影响性生活质量，且取出后不影响女性生育能力；产后3个月或剖宫产手术后6个月放置比较合适。缺点是可能会引起轻微不适，铜质节育器还可能造成某些女性大出血或痛经，不适合未婚女性使用

✿ 正确哺乳保护乳房

母乳营养丰富，最易被宝宝消化吸收，有条件者最好让宝宝吃母乳。一般来说，宝宝出生后1～2小时就要做好哺乳准备，而在哺乳的前几天甚至是前几个小时，尽可能让宝宝多吸吮母乳，以达到促进乳汁分泌、减少乳汁淤积的目的。不过，宝宝有时不知"轻重"，可能会对乳头造成伤害，为了避免这种事情发生，新妈妈要掌握正确的哺乳方法，将对乳房的伤害降至最低。

1. 注意哺乳姿势

哺乳时新妈妈应采用正确的姿势。摇篮式：坐姿，在腹部放一个垫子，让宝宝躺在上面，妈妈一手托着宝宝头部，一手扶着乳房。交叉摇篮式：坐姿，将宝宝腹部靠近自己的肋下，使其吸吮另一侧乳房。橄榄球式：坐姿，在腹部放一个垫子，让宝宝躺在上面，将宝宝放在体侧的胳膊下，使其腰腹靠近自己的肋下部位，吸吮同侧乳房，适合剖宫产女性。侧卧式：侧卧，与宝宝面对面，在他身后放一个垫子，一手扶住宝宝的腰部，使其吸吮在下的乳房，适合比较疲倦的女性或深夜喂奶。

将宝宝面朝乳房抱起，宝宝的鼻子与乳头尽量同高，口唇、下颌紧靠乳房。新妈妈将拇指置于与宝宝鼻子齐平的乳房一侧，其余四个手指置于另一侧，手指不要压在乳晕上，尽量向上托起乳房。待宝宝张嘴后，用示（食）指及中指夹住乳房，将乳头、乳晕完全送入他的口中。一般情况下，宝宝吃完奶后就会将乳头松开，如果出现含乳不放的情况，新妈妈不要用力向外拽，而是将宝宝口唇附近的乳房向下压，并将手指伸入嘴角，来"提醒"宝宝松口。

2. 哺乳前挤掉几滴乳汁

哺乳前，先别急着喂奶，而是先将乳汁挤出几滴，再让宝宝吸吮。乳腺管开口常与外界相通，易滋生细菌，哺乳前挤乳汁能对乳腺管起到清洗作用，减少细菌滋生，同时又能避免宝宝食用被污染的乳汁诱发肠道感染性疾病。

3. 及早拔掉诞生牙

诞生牙是指宝宝在0～28天内长出的牙，宝宝长了诞生牙后在吃奶时容易咬到乳头，甚至造成乳头破损。在遇到早出牙时，建议新妈妈将宝宝的诞生牙拔掉。

4. 清洁乳头

每次哺乳前后，新妈妈要用干净毛巾擦洗乳头，这样可以避免乳汁或污垢残留在乳头上，引起继发性感染。如果乳头有扁平或凹陷情况，擦洗时要将乳头拉出来清洗。清洗乳头后，可涂一些自然护肤油，如橄榄油、维生素E油等，待乳头皮肤变得柔嫩后，用清水或温和清洁品洗干净。

⚙ 必要时候要退奶

母乳是宝宝最好的食物，但有的新妈妈因病或宝宝需要断奶等其他原因，不能继续哺乳或可以停止给予哺乳，如果此时新妈妈的奶水仍然较多就需要退奶。

退奶的方法较多，而"自然退奶"是最为提倡的。即任乳房胀满，不可挤奶或让宝宝吸吮，经一周左右，便可胀回。这种退奶方式比较痛苦，时间也较长，如果确实无法做到，可经医生同意后试行下列方法。

① 哺乳开始后和断奶前，可每天服用维生素B_6，每天3次，每次200毫克，连服3天。

② 产后早期和断奶前，取炒麦芽50～100克加水煎服，每日1剂，连服3天。

③ 产后前两天，未大量泌乳前，每天口服己烯雌酚，每日3次，每次3～5毫克，连服5天。也可在医生指导下口服己烯雌酚，每日3次，每次5毫克，服几天后剂量逐渐递减至3毫克，共连服7天。

④ 产后2～3日已有大量乳汁分泌，服用溴隐亭，每天2次，每次0.25毫克，连服14天。

温馨提示

在退奶的过程中，新妈妈应减少饮汤量，停止食用炖鸡、炖肉或营养性药膳等有催乳作用的食物。停乳后，乳房中会留下一些用手能触摸到的奶块，一般情况下这些奶块会自然吸收的。

❂ 产后42天须复查

新妈妈们经历了怀孕的期待、阵痛分娩后，终于能初尝为人母的喜悦了。不过在享受天伦之乐的同时，新妈妈别忘了产后42天左右要做一次复查。这次复查并不是一次"走过场"，而是关系到产后身体能否顺利恢复，能够避免产后"后遗症"的发生，比如子宫复旧不全、恶露不止、产后感染等。同时，新妈妈们也可以向医生咨询心中的疑惑，并为自己制订一份科学的产后恢复计划。

产后检查项目表

项　目	检查内容
体重	分娩后新妈妈的体重会较怀孕时轻5～6千克，如果经称重后，新妈妈产褥期的体重不减反过度增加，应适当进行体育锻炼，减少糖类和主食的摄入，增加蛋白质、维生素的摄入
血压	无论新妈妈在孕期血压是否正常，在产后都重新测量，一般来说，产后理想血压为120/80毫米汞柱，正常血压为130/85毫米汞柱，如果新妈妈的血压高于或低于正常血压，也就是未恢复到孕前标准，就应进一步治疗
尿常规	新妈妈如果曾患妊娠中毒、妊娠高血压综合征或在产后自觉小便不适，就需要检查尿常规，看妊娠中毒、妊娠高血压综合征是否恢复正常，或是否有尿路感染情况
血常规	妊娠合并贫血或产后有出血症状的准妈妈要检查血常规，如果发现有贫血，应进一步治疗。此外，如果准妈妈在产褥期有高热等症状，也应做一下血常规检查，以确定症状是否是因炎症引起的
盆腔器官检查	检查盆腔器官可以判定新妈妈产后复旧情况，需检查的内容有：子宫大小是否正常，子宫有无脱垂，子宫附件及其周围组织有无炎症或肿块，会阴及产道裂伤愈合情况，阴道分泌物的量、色、味，骨盆底肌、组织张力恢复情况，阴道壁有无膨出，子宫颈有无糜烂。如果发现子宫位置靠后，准妈妈应以膝卧位进行校正，同时采取侧卧的睡眠姿势
内科检查	患有心脏病、肝炎、泌尿系统感染、肾炎、血压继续升高或其他合并症的新妈妈还要到内科进一步检查病情变化，如果发现问题，应及时治疗

温馨提示

剖宫产女性，在产后14天左右就要检查伤口愈合情况，子宫和腹部伤口有无粘连，在第24天、42天还应分别做一次复查。

产后不适、疾病的科学护理

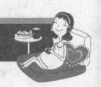

护理产后会阴伤口及疼痛

女性在分娩过程中，如果胎儿较大、会阴体长而窄等，就会令会阴因撕裂、侧切形成伤口，引发疼痛。此外，胎儿先露部长时间压迫会阴部位会形成局部水肿，会阴缝合时血管结扎不彻底会形成会阴血肿等，都会导致会阴胀痛。会阴伤口容易继发感染，而会阴胀痛会不同程度影响新妈妈的饮食、休息及全身康复，因此新妈妈应及时处理。

1. 处理会阴伤口

（1）新妈妈在产后头几天，恶露较多，这时应勤换消毒的会阴垫，大小便后用清水洗外阴，也可用1∶1000新洁尔灭溶液或1∶5000高锰酸钾液擦洗会阴，每天1～2次。如果伤口愈合情况不佳，要坚持用1∶5000的高锰酸钾液坐浴，坐浴前清洗肛门可防止二次污染，坐浴每天1～2次，每次10～20分钟，持续2～3周。

（2）会阴部如果有缝线，每天检查伤口周围有无红肿、硬结及分泌物，如果伤口感染，应立刻去医院及早将缝线拆除，有脓者排出脓液，用1∶5000高锰酸钾液坐浴，并给予抗菌药抗感染治疗。创面每天应换药，并用红外线局部照射，尽量将伤口露出来，保持表面干燥，促进愈合。

（3）会阴部如果有肿胀或水肿，可用50%硫酸镁或75%酒精进行湿敷，卧姿以侧卧为主，方向是伤口的对侧，以免恶露流向伤口增加感染机会。

（4）会阴血肿较大或逐渐增大，应及时去医院将血肿切开，取出血管后找出血点，结扎止血、缝合血肿腔。

2. 注意事项

待伤口完全愈合后，清洁次数可减为每天一次，无论是愈前还是愈后清洁完后要用干净的面纸轻拍会阴部，以保持伤口的干燥和清洁。为了避免会阴伤口再次裂开，新妈妈不要出现猛然下蹲、大腿外展过度、用力解大便等情况。

⚙ 改善产后阴道松弛

阴道松弛是每一个选择顺产的新妈妈都会遇到的问题，虽然阴道本身具有一定的修复功能，但毕竟在生产过程中被宝宝过度挤压、撕裂，肌肉受到较严重的损伤，此时单凭它的"自愈功能"是无法在短时间内恢复正常的。长此以往，不仅会影响夫妻生活的质量，还可能滋生细菌、代谢物等，引发各种妇科疾病。因此，新妈妈一定要加强日常护理，并配合一些锻炼，来加强阴道弹性的恢复。

1. 方便时有意控制排尿

新妈妈在解小手时，可双腿分开坐在马桶上。排尿中途有意识地收缩阴部肌肉，暂时中断排尿，保持一会儿再放松阴部肌肉，继续排尿。如此重复排尿—止尿过程，可提高耻尾肌的活力。

2. 平时注意清洁

阴道松弛后，会在内壁形成一些褶皱，细菌、代谢物、分泌物等最容易隐藏在这里，为了降低阴道不洁的概率，新妈妈们每天都应使用温和的洗剂清洗外阴，同时每天要更换内裤。内裤、擦下身的器具一定要在阳光下晾晒消毒。此外，新妈妈洗澡尽量不要选择坐浴，以防洗澡水流入阴道中。

3. 产后体操

（1）新妈妈平躺在床上，双手握住腰部两侧，先将右腿抬起，上身不动，扭动右髋使右腿向左侧转动，再回到原位，重复5 ~ 10次，换左腿重复相同动作。接着，新妈妈将双脚并拢，双腿屈曲，上身不动，仅扭动髋关节，双腿同时向左或向右转动，转动时膝盖外侧尽量靠近床面，重复10 ~ 15次。本法适合新妈妈自产后第3天起做。

（2）新妈妈平躺在床上，双腿交叉，深吸一口气，同时收紧臀部和大腿，使会阴部及肛门部位也产生收缩感。屏息3 ~ 8秒钟，呼气时慢慢放松身体，重复6 ~ 8次，可采用慢速收缩、快速收缩或两者交叉进行。本法适合新妈妈自产后第5天起做。

（3）新妈妈平躺在床上，双腿屈曲，双脚分开与肩同宽。以头部和双脚为支点，将臀部慢慢抬高，同时收缩耻尾。将臀部缓缓落下，同时放松耻尾肌，重复10次。本法适合新妈妈自产后第5天起做。

⚙ 小心预防产褥中暑

新妈妈生产后身体较虚弱，如果长时间处在高温、高湿、通风不良的环境下，体内余热不能及时散发，就会导致中枢性体温调节功能障碍，初期表现为心悸、恶心、四肢无力、头痛、头晕、胸闷、多汗等，继而体温升高，并伴有面色潮红、皮肤干燥无汗、口渴、烦躁；当体温升至40 ~ 42℃，新妈妈会有尿少、神志不清、谵妄、狂躁、昏迷、抽搐等表现，随后面色苍白、瞳孔缩小、血压降低，严重时会引起死亡。

产褥中暑的关键在于预防。饮食方面，新妈妈应适当增加饮水量，在产后1 ~ 2天内吃一些清淡而易消化的食物，以后再逐渐增加富含蛋白质、适量脂肪及碳水化合物的食物，还可以吃一些生津解暑的食物，如新鲜蔬菜、水果等，这一类水果中含有维生素和矿物质，可为身体补充水分和养分，调节水电解质平衡。

起居方面，新妈妈要注意休息，保证充足的睡眠，以增强体质，提高对周围环境的适应力；居室在炎热季节要保持空气流通，室内温度维持在28℃左右，但不要让风直接吹在新妈妈身上；如果使用空调，应间断运行；新妈妈每天用温水洗澡，定时洗头。穿衣方面，新妈妈衣着以舒适为度，衣服宽松、透气，以免影响散热；如果是夏天分娩，新妈妈切忌包头，更不能穿长衣长裤和厚袜子。

如果新妈妈出现中暑症状，应当立刻将她移到凉爽通风处，解开衣服，喂服凉开水或淡盐水。如中暑症状较轻，除了上面的处理外，还可适度喂服仁丹、十滴水，涂抹清凉油，或采用物理降温方法予以退热。如果症状较重，就需要立刻打急救电话，在等车期间除了进行基本处理外，还要用冰水或稀释酒精擦拭新妈妈全身，并在头、颈、腋下、腹股沟等浅表大血管分布区放置冰袋，视情况吹风扇。

温馨提示

产褥中暑的一个明显症状就是体温升高，但并不是所有体温升高都是中暑引起的。如果剖宫产的新妈妈在停用抗菌药后出现低热，常是生殖道炎症的早期表现。为了及早发现病症，新妈妈每天测一次体温，发现低热后要立即处理。

✿ 产后子宫复旧不全

产后子宫复旧不全也称产后子宫复旧不良，它是指子宫在产后5～6周没有恢复到非孕状态。引起产后子宫复旧不全的原因比较复杂，如部分胎盘或胎膜残留、子宫过度后倾而影响恶露排出、盆腔炎或子宫内膜炎、胎盘过大、子宫肌瘤、产后过度劳累、情绪不佳等。

子宫复旧不全给新妈妈造成的伤害较大，它会延长血性恶露持续时间，并会在恶露停止后引起脓性分泌物排出，令新妈妈有下腹坠胀、腰痛或剧烈腹痛的感觉。如果不及时纠正，还可能形成子宫纤维化，引起月经延长和月经量增多。因此，新妈妈应细心观察子宫复旧情况，一旦发现问题，要及时采取措施。

1. 使用子宫收缩药

子宫收缩药可以促进子宫收缩，最常用的药物有麦角新碱、缩宫素、麦角流浸膏、益母草颗粒剂、生化汤、产复康冲剂，新妈妈可在医生指导下选择药物。各药物的使用方法：麦角新碱0.2～0.4毫克，每日2次，采取肌内注射；缩宫素10～20单位，每日2次，肌内注射；麦角流浸膏2毫升，每日3次，口服；益母草颗粒剂2克，每日3次，冲服；生化汤25毫升，每日2～3次，口服；产复康冲剂20克，每日3次，冲服。不管新妈妈使用哪种药品，都至少连续用2～3天，具体参照使用说明。

2. 使用消炎药、刮宫术

如果子宫复旧不全还伴有炎症现象，新妈妈还应在医生指导下进行广谱抗菌药消炎治疗。先口服头孢氨苄1克和甲硝唑0.2克，每日4次，连服2天。如果怀疑有胎盘或大块胎膜残留，应进行全面、彻底地刮宫，以免发生感染扩散。术后使用子宫收缩药促进子宫收缩，连续1～2天使用广谱抗菌药。

3. 子宫肌瘤合并子宫复旧不全的治疗

如果子宫复旧不全的病因是子宫肌壁间肌瘤造成的，在使用保守治疗法——子宫收缩药治疗数天仍无显著效果，且阴道出血量较多，应考虑切除子宫。

4. 采取正确卧位

当子宫发生后倾时，新妈妈应经常采取膝胸卧位，以纠正子宫位置。膝胸卧位的正确姿势是：新妈妈先排尿，然后放松裤带，跪在床上，使大腿与床面垂直，上身向床方向倾斜，直到胸部以上部位碰触到床。再将双臂屈曲，面向一侧枕在双臂上。保持此姿势，每次15分钟左右，每日1～2次。

5. 注意休息，适当活动

新妈妈在保证充分休息的同时，应适当下床活动，保持良好心态，并加强营养补给。

6. 产后及时排尿，助子宫恢复

新妈妈在分娩后4小时还应及时排尿，如果超过6小时仍无法自行排尿，则应积极处理，如热敷下腹部、艾灸穴位等，必要时进行导尿。以免妨碍子宫收缩，影响子宫复旧。

○ 产后防治产褥感染

产褥感染是新妈妈在产褥期易患的比较严重的疾病，究其原因，与致病菌感染有关。新妈妈产后抵抗力较弱，再加上子宫腔内胎盘附着部位遗留了一个较大的创面，子宫颈、阴道、外阴筋膜遭受到不同程度的损伤，一旦致病菌侵入，就会引起感染。

感染后，轻者局部有红肿、化脓、明显压痛，新妈妈在产后48小时或3～7天还会出现寒战、发热（超过38℃，持续24小时不退）、下腹痛、恶露异味、腹部压痛、反复跳痛等症状；重者还会引起各种疾病，包括急性外阴炎、阴道炎、宫颈炎、急性子宫内膜炎、子宫肌炎、急性盆腔结缔组织炎、急性输卵管炎、急性盆腔腹膜炎、弥漫性腹膜炎、血栓性静脉炎、脓毒血症、败血症。

由于轻度产褥感染会延长产后恢复时间，而中毒产褥感染有可能危及新妈妈生命，因此必须引起新妈妈的足够重视。

1. 产前预防

（1）产褥感染的预防应从妊娠期开始，准妈妈应经常洗澡，保持全身清洁；妊娠晚期避免坐浴和性生活。

（2）妊娠全程要做好产前检查，积极治疗急性外阴炎、阴道炎及宫颈炎等合并症，尽可能消除身上存在的感染病灶。

（3）避免胎膜早破、滞产、产道损伤与产后出血，如果有此情况应住院治疗；纠正贫血，加强营养。

（4）对妊娠、产后用品要严格消毒，无菌操作。

（5）临产前，准妈妈要适量增加进食量，多饮水，多休息，避免过度疲劳，如果饮食摄入不足则必须接受静脉补充。

（6）妊娠最后两个月禁止进行阴道治疗，分娩时避免不必要的阴道检查及肛诊。

2. 产后预防

（1）新妈妈产后多汗，又会流出恶露，因此必须保持个人清洁卫生，除了洗澡和擦身外，每天用温开水清洗外阴1～2次，尤其是便后更应进行清洁。

（2）如果使用卫生巾、专用护垫等，需勤换。

（3）产褥期，特别在恶露尚未干净时，禁止过性生活。

（4）如果新妈妈可能发生产褥感染和产褥病，应用抗菌药预防。

3. 产褥感染护理

（1）如果新妈妈已经发生产褥感染，应加强营养，补充足够的热量，尽快纠正贫血；不过，新妈妈也不要补过头，饮食还是要清淡一些，并在每天额外补充2000毫升左右的水分。

（2）由于产后恶露会持续一段时间，新妈妈，尤其是会阴部有伤口的新妈妈，要勤换内裤、护垫等，如厕后用温水冲洗会阴部，以减少感染发生。

（3）采用剖宫产的新妈妈产后不要立刻洗澡，而是用热毛巾擦洗身体，以减少伤口发炎的可能，一般来说，新妈妈产后7～10天再洗澡比较安全。

（4）新妈妈平时应采取半卧位，这样不仅有利于促进恶露排出，还能减少炎症扩散。

（5）在产后复诊以后，只有医生确认新妈妈的身体已经复原，方可重新过性生活。

✿ 产后小心急性乳腺炎

母乳喂养是现在提倡的喂养方式，但对于患了急性乳腺炎的新妈妈来说，似乎是一个可望而不可即的事情。究竟是什么原因引起产后急性乳腺炎？急性乳腺炎是由病菌引起的，其侵入途径包括以下几种。

途径一：哺乳时由于各种原因，如乳头发育不良、乳头皲裂等，使宝宝未能吸尽乳汁，导致乳汁淤积在乳腺小叶中；而初产妇的乳汁中含有较多的脱落上皮组织，更容易引起乳腺管的阻塞，加重乳汁淤积。淤积的乳汁会降低乳腺组织的活力，为细菌滋生提供有利的环境条件。

途径二：新妈妈的乳头出现皲裂，在被碰触后细菌从裂口侵入，经淋巴管进入皮下和腺叶间的脂肪、结缔组织，引起蜂窝织炎。

途径三：耐青霉素的病菌潜伏在宝宝的鼻咽部，在哺乳时沿着乳腺管逆行侵入乳腺小叶中，引发局部感染。

途径四：新妈妈呼吸道感染或生殖道感染，细菌通过血液循环进入乳腺，造成乳腺感染。

乳腺炎在病程早期，表现为乳房疼痛并伴有发热、明显触痛、肿块、表面皮肤微红等。进入中、晚期，随着炎症的加重，还会引起败血症、广泛的组织坏死、乳腺后脓肿等。如果即时预防或发现后及时治疗，就可避免或减轻症状。

1. 保持乳头清洁，预防乳头皲裂

（1）定时清洁乳头，特别是从怀孕6个月开始，准妈妈要经常用温水清洗乳头。并在每月在乳头、乳晕上涂一次植物油，每天用稀释酒精擦拭乳头、乳晕，以增强乳头皮肤的韧性，降低皲裂发生率。

（2）有乳头凹陷者应及时纠正，准妈妈可经常用手揪住乳头向外牵拉，如产前未能纠正，产后可将5毫升注射器外管扣在乳头上，另一头接橡皮管用空针抽吸，使凹陷的乳头凸出。接着，再用手指不断牵拉乳头，使之不再回缩。

（3）哺乳前新妈妈要将双手洗干净，哺乳后要清洗乳头，避免长时间哺乳，以防止乳头皲裂或破损。如果已经发生皲裂，可在喂奶后涂抹鱼肝油铋剂或蓖麻油铋剂，喂奶前要擦干净；也可在哺乳后挤出少量母乳，涂在乳头上。乳头皲裂严重时，暂时停止喂奶，用吸奶器将乳汁吸出，待伤口愈合后再恢复哺乳。

（4）如果宝宝患有皮肤脓疱或有鹅口疮，为防止交叉感染，新妈妈应暂停直接哺乳，将母乳挤到奶瓶中喂哺，待宝宝彻底痊愈后再进行哺乳。

2. 防止乳汁淤积

（1）如果新妈妈的乳汁又多又浓，但乳汁没有通畅或完全通畅，在分娩后1～2天少吃猪蹄、鲫鱼、鸡等发乳食物。

（2）每次哺乳时需让宝宝吸净一侧乳房后再吸另一侧，双乳的先后顺序可交替进行。如未能吸净，可用吸奶器将多余的乳汁吸出。

（3）掌握正确的哺乳手法，将乳房向上托，防止长大的乳房下坠，加重乳汁淤积。平时应穿着不压迫、不紧束、不会摩擦乳房的文胸。

（4）如果已发生乳汁淤积可进行局部热敷，每次20～30分钟，每天3～4次。热敷后可用手指自乳房四周向乳头轻轻按摩，再用吸奶器将乳汁吸出。

（5）断奶时应逐渐减少哺乳次数，而不能骤然停止哺乳，同时可口服断奶药，并限制汤类食物，同时继续挤奶直到乳汁彻底停止分泌，保持乳汁畅通。

3. 提高身体抵抗力

新妈妈由于生产等原因，自身抵抗力降低，从而给细菌可乘之机。故新妈妈应加强营养，适当锻炼，注意保暖防寒等，以增强机体的抵抗能力。

4. 患了乳腺炎哺乳分情况

新妈妈发现乳房有发热、肿痛等征兆后，应及时进行护理，除了在医生指导下涂抹药膏外，还可用冷敷、按摩等方法改善乳房不适，在此期间是否停止哺乳要视情况而定。新妈妈有下列情形之一者，应禁止哺乳：在治疗过程中大量使用抗菌药，患乳腺炎时高热超过38.5℃，两侧乳房感染严重或脓肿切开引流，发生乳瘘。除此之外，新妈妈最好不要停止哺乳，还应增加喂奶次数，以便乳汁能更好地排空。

如果新妈妈感到乳房肿胀、疼痛甚至局部皮肤发红时，不仅不能停止母乳喂养，反而应当增加给孩子喂奶的次数，以便乳房内乳汁更好地排空。

在排除上述两种情况后，新妈妈可以继续哺乳，但一定要注意以下问题。

（1）未出现高热、严重的乳房肿胀症状，可用健侧乳房正常哺乳，挤净患侧乳房内的乳汁。

（2）仅有乳房红肿，尚未成脓，乳汁在外观上正常无异，且新妈妈在做过镜检后确定无脓细胞，可将乳汁挤出，加热煮开后哺乳。

（3）在医生指导下涂抹抗真菌软膏等，一般不影响喂奶，但乳汁挤出后不宜冷藏保存，最好现挤现喂。

⚙ 冷静应对产后出血

准妈妈在分娩时阴道会流出一定量的血，这是正常现象，但是如果出血量在分娩后24小时超过500毫升，就意味着产后出血。产后出血对于新妈妈来说，是一个常见而严重的并发症，它的发生率可占分娩总数的2%，危害性较大，轻者易降低新妈妈抵抗力，引发产褥感染、后遗症等，重者会引起休克甚至死亡。

为什么新妈妈在分娩后还会出现流血情况呢？产后出血主要与精神紧张、过度疲劳、产程过长、胎儿过大引起的子宫收缩乏力有关，其他原因还包括胎盘滞留、软产道裂伤、凝血功能障碍等。为了减少产后出血发生率，或将其造成的不良影响降至最低，新妈妈必须做好防治准备。

1. 产前检查，产后排尿

如果准妈妈有产后出血史、患出血性疾病、有过多次刮宫史，应提前入院待产，在医生指导下做好准备，以防在分娩时发生意外。产后新妈妈应及时排空膀胱尿液，以免影响宫缩致产后出血。

2. 尽早哺乳，适当按摩

对于子宫收缩无力引起的出血，新妈妈应尽早进行哺乳，以刺激子宫收缩，减少阴道出血量。除此以外，还可接受按摩。助产者一手置于宫底部，拇指位于宫底前壁，其余四指放在宫底后壁，均匀地进行按摩。也可一手握拳，放在阴道前穹窿，顶住子宫前壁，另一手自腹壁按压子宫后壁，使子宫体前屈，双手同时发力紧压子宫并进行按摩。经过按摩，可使子宫开始收缩，必要时还可将另一手放在耻骨联合上缘，按压下腹正中处，上推子宫。在按摩的同时，医生还会采用注射催产素等，以使子宫维持良好的收缩状态。

3. 日常护理

（1）新妈妈要保证有充足的睡眠，卧姿宜采取平卧，并将下肢抬高。待病情稳定后，可下床适当活动，活动量应逐渐增加。

（2）加强新妈妈的营养摄入，给予高热量饮食，多吃富含铁的食物；进餐原则为少食多餐。

（3）遵医嘱应用抗菌药及止血药或宫缩药。

（4）保持环境卫生，室内每天通风两次，每次30分钟左右；床单定期更换、消毒，保持清洁干燥；勤换卫生护垫，保持会阴清洁，每天用1‰新洁尔灭或10%的威力碘棉球擦洗会阴，每天2次。

（5）新妈妈在身体状态允许的情况下，可参与照料宝宝、听音乐、阅读等，以分散注意力，保持良好的心理状态。

温馨提示

　　剖宫产新妈妈在产后晚期要特别注意出血问题。由于剖宫产子宫会有伤口，容易造成致死性大出血。如果恶露长期不净，并且如月经状，最好及早去医院诊治。

❀ 产后要注意避免手足痛

　　有的新妈妈在产后会出现手脚痛的症状，手部的痛点常常在手腕和指关节，足部的痛点在足跟，造成手足痛难道是"月子"里受风所致吗？其实不然，新妈妈的手足痛症状分别是由不同原因造成的。

　　新妈妈在产后及哺乳期间，体内内分泌激素发生变化，造成双手肌肉、肌腱、韧带的弹性、力量下降，如果此时不注意休息而是过分使用双手，就会加重肌肉、肌腱、韧带松弛，使它们因负担过重而出现疼痛。除此以外，在产后如果双手受到寒冷刺激，也会引发疼痛。足部疼痛则是由于足跟脂肪垫退化引起的，新妈妈产前活动本身就相对较少，产后如果没有适当下地活动，足跟脂肪垫就会逐渐退化，直至无法承受体重压力和行走时的震动，从而引发脂肪垫水肿、充血等，引起疼痛。

　　如何才能预防手足痛发生或改善疼痛症状呢？

1. 多休息，稍用力，防寒冷

　　新妈妈首先要做的是充分休息，不要做过多的家务活或其他需要动手的事情；如果需要给孩子洗澡或喂奶，最好和他人相互配合；在洗脸、洗手或洗小件物品时，一定要用温水，避免寒冷刺激；此外，在寒冷季节，外出时要戴上手套，注意身体保暖。

2. 适当活动

新妈妈在休息的同时，要适当下地活动，防止足跟脂肪垫退化，同时还可避免因体重增加而加大对足跟的负担；在穿鞋时要垫鞋垫，以减少对足跟韧带的拉力，减轻摩擦；多补充钙质和维生素，适当晒日光浴；注意足部保暖，防止风寒、潮、湿的侵袭，每晚用热水泡脚。

3. 适当做按摩或热敷

除了上面的日常护理外，新妈妈还可以每天按摩手腕、关节、足跟等，并定时对局部做热敷。这些方法也适合已经患上产后手脚痛的新妈妈，如果在热敷的材料中加入补气养血、通经活络、祛风除湿的中草药，效果会更好。

⚙ 缓解产后便秘

便秘是最常见的产后病之一，新妈妈之所以容易患上便秘，原因很多。例如，产后卧床时间较长，运动量减少，导致肠胃蠕动缓慢，使肠内容物停留时间过长，水分被吸收后大便干结；身体虚弱，怀孕造成腹壁肌肉和盆底组织松弛，均会造成排便无力；产后营养结构不合理，摄入膳食纤维过少；会阴、骨盆在分娩时受伤，为避免疼痛，新妈妈下意识地抑制排便动作。

如果新妈妈3～5天或者更长时间不解大便有可能引起肛裂、痔、腹胀等不良后果，为了预防和治疗便秘，新妈妈在产后应做哪些准备呢？

1. 饮食调理

（1）新妈妈适当摄入高蛋白食物，同时合理搭配富含膳食纤维的蔬菜、水果、粗粮等，这样既利于补充营养，又利于大便通畅。同时，也可食用能润滑肠道的食物，如黑芝麻、蜂蜜、核桃仁、熟香蕉、原味酸奶、花生等。香蕉一定要完全熟透才行，否则会令肠道因收敛而加重便秘。

（2）多饮水，除了补充白开水外，还可从汤、豆浆中摄取水分。

2. 劳逸结合，适当运动

（1）充分休息可让新妈妈身体功能得到恢复，不过在休息的同时也要保证一定的运动量。在产后头两天，新妈妈应勤翻身或更换坐姿；在身体允许的情况下，可下床在室内来回走动，时间以身体无疲劳感为宜，但要避免长时间下蹲、站立等，以后可逐日增加起床时间及活动范围。

（2）新妈妈可在床上做提肛运动——凯格尔运动，可促进尿道和肛门括约肌的功能。方法：新妈妈平躺，双膝弯曲，脚掌贴床面，收缩臀部肌肉后并向上提肛，保持忍便的感觉5秒钟。在此期间保持正常呼吸，腹部肌肉尽量放松。慢慢放松下体，隔5 ～ 10秒后重复相同动作。每天早晚各做一次，每次10 ～ 30遍。

（3）每天顺时针摩脐周2 ～ 3次，每次10 ～ 15分钟。

3. 保持乐观情绪

不良情绪会影响胃酸分泌，造成肠道蠕动减慢，所以新妈妈应保持精神愉快，避免不良精神刺激。

4. 养成定时排便的习惯

新妈妈应养成定时排便的习惯，即使没有便意，每天也要在固定时间（最好是晨起）上厕所。上厕所时要专心，避免看书或看报纸，每次时间为10 ～ 15分钟，坚持一个月就可以建立起良好的排便反射。排便时切勿用力，以防止子宫脱垂或直肠脱出。

5. 适当使用药物

（1）便秘症状较明显的，新妈妈可在医生的指导下服用轻泻药，例如，每晚口服1 ～ 2片果导片，或用6克番泻叶和适量红糖泡水代茶饮。

（2）在医生指导下使用开塞露，或去医院用温肥皂水灌肠，特别是产后第一次排便，一定要使用开塞露润滑，以免损伤肛管黏膜发生肛裂。如果出现肛裂症状，应及时就医治疗。

⚙ 解决产后排尿困难

很多新妈妈，尤其是第一次生产的新妈妈，在分娩后会出现小便困难，如明明感觉膀胱里充满了尿液，但尿不出来或毫无尿液；即使能方便出来，但也是点点滴滴地尿不干净。这是怎么引起的？

引起产后排尿困难的原因有五点。

① 腹肌、膀胱在妊娠晚期受到子宫的牵拉和胎头的压迫，平滑肌张力减退，对内部的张力增加不敏感，以致无法产生尿意，或逼尿肌因无力而无法将尿液排出。

② 产后膀胱失去子宫的承托，与尿道之间产生一定角度，增加了排尿阻力。

③ 有的新妈妈在分娩过程中膀胱、尿道受到一定程度的损伤，或在分娩过程中使用了麻醉药，也容易降低敏感性，导致产后尿潴留。

④ 会阴处有伤口，而尿液会刺激伤口引起疼痛，新妈妈因害怕疼痛而抑制排尿。

⑤ 新妈妈不习惯在床上小便，直到膀胱长大到极限后方才小便，但此时膀胱由于麻痹而失去正常排泄功能，造成尿潴留。

排尿困难不仅会影响新妈妈的日常生活、心理健康，充盈的膀胱还会对子宫收缩造成障碍，部分人阴道出血较多，严重者还可致失血性休克。对此，应做好对新妈妈的预防和护理准备。

1. 及时排尿

新妈妈在产后1小时左右喝500～800毫升的水，使膀胱在短时间内充盈起来，建立排尿反射。产后2～3小时后在护士协助下起床排尿。如此每3～4个小时排尿一次，坚持24小时，膀胱功能基本上恢复正常，不会发生排尿困难。

2. 适当使用药物

可肌内注射新斯的明0.5毫克，每天1～3次。或用桂附八味汤加减：取熟附子12克，桂心1.5克，山茱萸12克，淮山药18克，熟地黄12克，茯苓18克，泽漆12克，牡丹皮5克。气虚者加党参30克，黄芪15克，在医生指导下煎汤服用。

3. 使用导尿管

在使用以上方法均不奏效的情况下，则应将导尿管留置24～48小时，先持续开放24小时，首次导尿1000～1500毫升，接着每隔3～4小时开放一次，待局部水肿、充血消失后，膀胱的张力得到恢复，48～72小时新妈妈一般能自动排尿。在此期间，新妈妈每天应多饮水，每天冲洗会阴两次，保持外阴清洁，预防感染。

✿ 防治产后尿失禁

有的新妈妈咳嗽一下、打个喷嚏，甚至大笑、快走时，小便都会不受控制的遗漏出来，且常伴有小便过频。如果这种情况持续时间较短，可能只是尿道括约肌功能失调引起的，很快就能恢复。但如果时间较久，且次数达数十次之多，就属于病态，也就产后尿失禁。

造成新妈妈产后尿失禁的原因是盆底肌肉韧带松弛，膀胱和尿道括约肌功能不良，无法承受向下的腹压而造成张力性尿失禁。新妈妈出现尿失禁一般在产后一星期左右，可在医生指导下进行治疗。治疗期间一定要卧床休息，这在一定程度上能减轻或消除不适，甚至可以避免做手术。

1. 重在预防

准妈妈要做好产前保健，分娩时只有当子宫口全开后才开始用力。如果会阴做了侧切或有裂伤，一定要及时修补。分娩后，要坚持做保健操，并避免负重或腹部用力，以促进盆底组织的修复，增强括约肌功能。

2. 产后做锻炼

（1）盆底肌锻炼　新妈妈在床上仰卧，双腿屈曲，两膝打开7～8厘米，保持这一姿势，收紧肛门、会阴、尿道5秒钟，然后放松。静止5秒钟，重复相同动作，共做10次。身体条件允许者，也可在收缩局部时将臀部抬离床面，一开始维持2～3秒即可，后可逐渐增加至5秒。

（2）腹肌运动　准妈妈在床上仰卧，双腿屈膝，双手放在大腿上，深吸一口气，呼气时收缩腹肌，并将头、肩膀抬起。保持这一姿势5秒，然后慢慢放松，回到起始体位。

3. 饮食调理减少腹压

新妈妈可适当吃一些蔬菜、水果以及润肠补虚的食物，保持大便畅通，减少腹压。如果新妈妈有咳嗽症状，也要积极治疗，这同样是为了避免咳嗽时给腹部带来巨大压力。

4. 避免尴尬的紧急措施

尿失禁除了可能对健康不利外，还会让准妈妈尴尬不已。为了将尴尬造成的影响降至最低，新妈妈最好垫上卫生护垫或卫生巾，漏尿较重者还可使用成人纸尿裤，并多备几条内裤。

✿ 产后胀奶的护理办法

产后乳汁丰富，无论是对新妈妈还是宝宝都是一件好事。不过新妈妈在产后最初两三天，由于静脉充盈、淋巴潴留、间接水肿及乳腺导管不畅等原因，会令乳房产生膨胀感，并且产生硬块、一碰就痛，有时腋窝的副乳腺也会出现肿大、变硬、疼痛等症状。

此时，如果新妈妈没有发热或仅有低热（不超过38℃），说明不是有疾病所致，一般持续几天后就会自然消退。倘若乳房极度膨胀，且疼痛难忍，新妈妈可采取以下措施进行护理。

1. 热、冷敷乳房

哺乳前，将干净柔软的棉毛巾用45～55℃的水浸泡，拧干后敷在两侧乳房上，每次热敷6～8分钟，每2分钟更换一次热毛巾。在哺乳间隙，可用湿毛巾（夏季用冰袋）对乳房进行冷敷，以减轻局部充血。

2. 按摩

热敷的同时可对乳房进行按摩，基本手法：先将双手拇指、示（食）指分开，环抱乳房基底部，上下横斜活动乳房；一手托住乳房，另一手拇指、示（食）指和中指的指腹顺着乳腺管纵向按照乳房根部至乳头方向按摩。

3. 挤奶

为了避免乳汁淤积，防止乳腺炎的发生，新妈妈应积极排空乳房，尽量让宝宝将乳房内的乳汁吸吮干净。如果宝宝吃奶量较小，或者吸吮力较弱，新妈妈可用手将乳汁挤出。先备一个干净的容器，洗净双手、乳房，上身前倾，一只手托着乳房，另一只手大拇指和示（食）指分别放在距乳头两厘米处的乳晕上，缓慢用力，向胸壁方向做挤压—放松—挤压—放松动作。待乳汁流速减慢时，再将手指向不同方向转动，重复挤压—放松—挤压—放松动作，直到乳窦内的乳汁排空为止。

4. 其他

新妈妈胀奶比较严重，应暂时减少鱼汤、肉汤等发奶食物的进食量，如同时伴有红、肿、热、痛等不良反应，应及时到医院就诊。

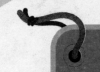

温馨提示

　　新妈妈及早开奶有助于预防乳房肿胀。宝宝一出生时就让他（她）吸吮乳头，有助于母体内垂体产生、释放催乳素和催产素，促进乳汁产生，提高排乳反射，从而可以使乳房更顺利排出乳汁，令乳腺管畅通，不易产生胀奶。如果由于各种原因无法让宝宝第一时间吸吮母乳，新妈妈可用手或挤奶器定时挤乳汁，直到宝宝能正常哺乳为止。